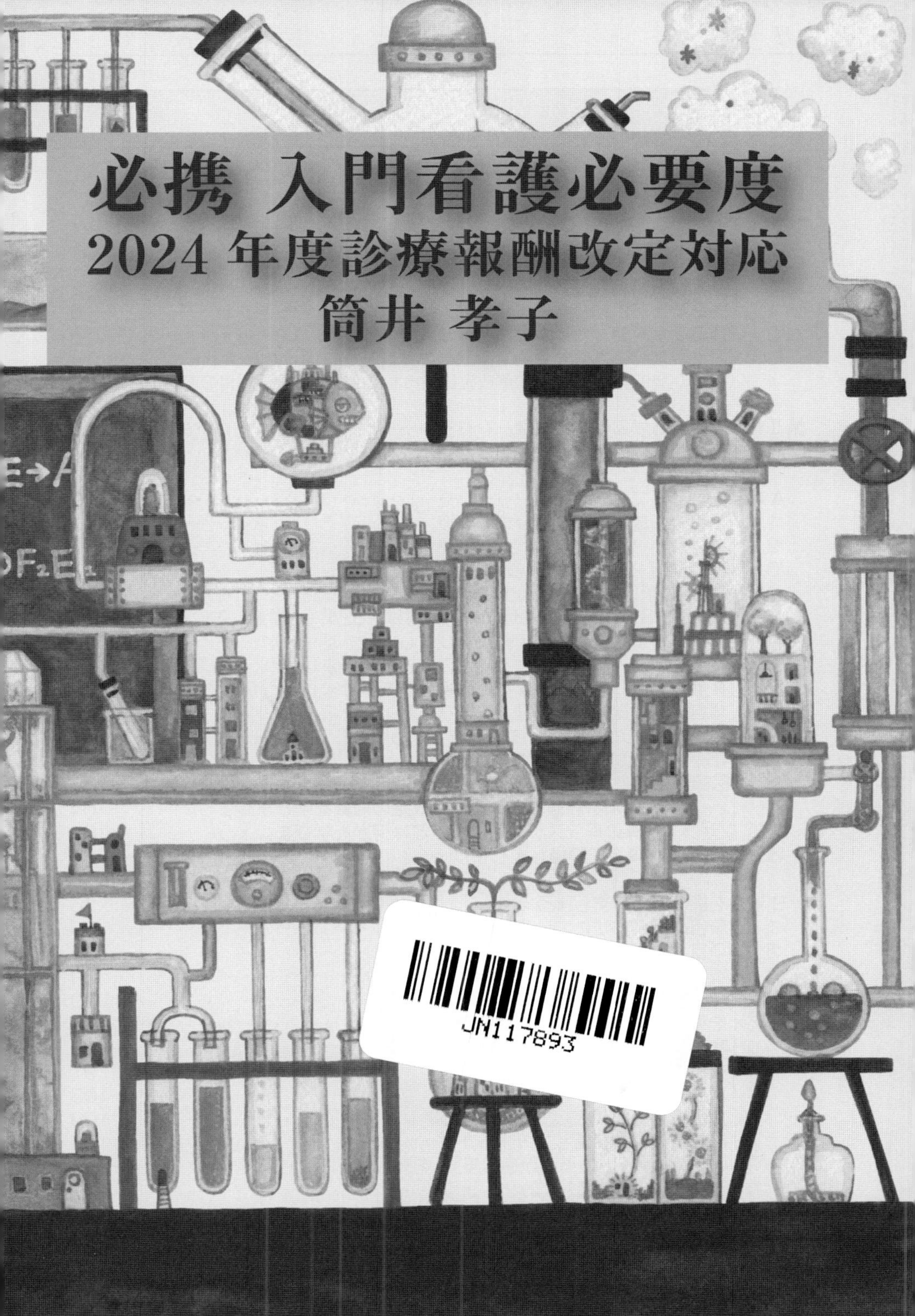
必携 入門看護必要度
2024 年度診療報酬改定対応
筒井 孝子
JN117893

目次

著者略歴

筒井 孝子

兵庫県立大学大学院社会科学研究科教授．医学博士，工学博士，教育学修士，社会学修士．

1988年4月 厚生省国立身体障害者リハビリテーション研究所（1989年3月まで）
1994年4月 厚生省国立医療・病院管理研究所（1996年3月まで）
1996年4月 厚生省国立公衆衛生院公衆衛生行政学部併任（2002年3月まで）
2002年4月 厚生労働省国立保健医療科学院室長（2011年3月まで）
2003年4月 フィンランド国立福祉保健研究開発センター研究員併任（2006年3月まで）
2011年4月 厚生労働省国立保健医療科学院統括研究官（2014年3月まで）
2014年4月 兵庫県立大学大学院経営研究科教授（2021年3月まで）
2021年4月 兵庫県立大学大学院社会科学研究科教授（現在に至る）

研究領域は，医療・保健・福祉領域のサービス評価，マネジメント等．

介護保険制度の要介護認定システムにおけるコンピュータによる一次判定システムや診療報酬に活用されている看護必要度の開発に関する研究，地域包括ケアシステム，地域医療構想を支える理論及び実践に関する研究を進めている．

内閣官房「医療・介護情報の活用による改革の推進に関する専門調査会」，経済産業省「日本工業標準調査会」，厚生労働省地域包括ケア研究会委員などを歴任．

【主著】

- 筒井孝子:「地域包括ケアシステムの深化 integrated care 理論を用いたチェンジマネジメント」，中央法規，2019.
- 筒井孝子：「ナーシング・トランスフォーメーション：看護必要度によるリスキリング」, 日本ヘルスケアテクノ株式会社 , 2022.
- 筒井孝子：「必携入門看護必要度」. カイ書林 , 東京 , 2022.
- 筒井孝子：「最新看護必要度－マンガでわかる－ (2022年度 診療報酬改定対応)」，ヴェクソン医療看護出版，2022.
- 筒井孝子 他:「看護必要度を使って多職種協働にチャレンジしよう.」カイ書林. 2023.

はじめに

1. 本書の位置づけ

本書は，これまで看護必要度[1)]の評価に携わってこなかった方や，携わっていたものの，2024（令和6）年度の改定に伴い，改めて評価や活用に求められるポイントを体系的に把握したいという方を対象に創りました．

看護必要度の評価にあたっては，①**この評価が導入された意義**と②**現場（病院や地域）において評価を行う意味**，そして，③**臨床現場における日々の実践を客観的に評価し，多職種・多機関で患者情報を共有することができるツールとして活用できる（臨床実践と連動するもの）**ことを理解してほしいと考えています．

この本で皆さんは医療機関で看護必要度の項目を正しい評価をするための基本の考え方や方法を学習します．

昨今，患者の状態の評価にあたっては，看護師だけでなく，医師，薬剤師，理学療法士，作業療法士，言語聴覚士，管理栄養士といった専門職，介護職員，ソーシャルワーカー，そして，事務職員といった事務系職員や介護，福祉の専門職の方々との協働が必須となってきました．2024年の診療報酬改定では，とくに介護や福祉関連施設との強い連携が求められています．

今後は，**病院だけでなく，地域の介護や福祉に係るすべての関係者が看護必要度にかかわる基本的理解を深めることで，患者の情報を集約し，活用することが求められています**．このように，これから看護必要度の評価データは医療機関の内部だけでなく，地域との連携の際に利用されるものとなり，地域包括ケアシステム下で有用な情報として活用されるようになります．

このことは，**地域包括ケアシステム（地域全体）の下では，看護必要度に関する基本的な考え方を学ぶこと**が必須となったことを意味しています．

病院では，これまでスタッフから病棟（ユニット）管理者，部門管理者，機関全体の管理者と，さまざまな職位の方々が評価結果をそれぞれの立場で有効に活用するために，**看護必要度を理解するための学習の機会をつくってきました**．

このように評価に係る関係者の理解・具体的なかかわり方をつくり，臨床実践に活用するための取り組み（臨床実践と評価の連動を意識する）を実現する

ことを「学習する文化」を創るといいます．地域包括ケアシステムの進展は，この「学習する文化」を病院内だけでなく，地域に広げることを求めています．

本書では，こうした取り組みの行う際に**基本**となる看護必要度のデータをいかに**信頼されるデータとするかの考え方**をわかりやすく説明しています．

本書の対象は，前述したように，基本及び初級レベルの方を想定していますが（図表1），今年は，診療報酬や介護報酬，障害福祉サービスの改定が行われた年でもあり，看護必要度に係る改定の内容やその背景，今後の動向について解説しています．これは，中級，上級レベルの方にとっても有益な内容となっています．

ぜひ管理者レベルにある方々も本書を用いて，看護必要度を取り巻く医療の状況や，看護必要度とは何かを復習する意味でも学習していただき，学びを深めていただければと思います．

2. 本書の使い方

看護必要度の評価を正確に行い，信頼されるデータをつくるためには，まず，これらのデータそのものが患者にとって，そして，医療や看護サービスだけでなく，介護や福祉といった生活支援サービスを提供する方にとっても有益であることを理解してください．これは，いずれの職種，職位，部門においてもです．

しかし，これを理解するためには，看護必要度はどのようなもの（何を測ることを目的につくられ，評価項目の構造はどうなっており，評価に際してはどのような留意がもとめられるのか）で，どのような機能を持つ（自らが行う臨床実践とどのようなかかわりがあるか）のかを学習する必要があります．

まずは，**「看護必要度とは何か」**を簡潔に記載した第Ⅰ章「基本から学ぶ看護必要度」を日々の実践において，適宜，参照していただければと思います．

次の第Ⅱ章では，A 項目，B 項目，C 項目の評価について，事例とビデオを使ってコード型，標準型，併用型といった評価のタイプごとの学習をします．ここでは，実際に評価を行う人が迷った際に利用できるよう**評価項目ごとの定**

1）　本書においては，診療報酬上で扱われる「重症度，医療・看護必要度」について，報酬上扱われない旧項目や開発過程を含めて説明するときに看護必要度と記載しています．

義や評価項目のタイプ別の評価のポイント（A 項目／B 項目，コード型／標準型／併用型）を記載していますので，常に持ち歩きながら，確認するとよいです．ぜひ，現場に本書を携帯し，学習に役立ててください．

また，Ⅱ章には，**８つの QR コードがあります**．ここに，ビデオ教材が組み込まれていますので，このコードを読み込んで学習してください．

QR コードの使い方

このQR コードを読み込むには，専用のアプリが必要です．機種によっては最初からインストールされているものもありますから，確認してみましょう．

お手持ちのスマホに QR コード読み取りアプリがなければ，**iPhone は「App Store」**から，**Android は「Google play」**からインストールしてください．「QR コード」や「バーコード」などで検索すると多くの無料アプリが見つかりますので，気に入ったものを選んでインストールしましょう．

最後に，看護必要度の評価に係る関係者として，ただ測定をするだけでなく，評価結果と**日々の実践がどのように関係するか**を結びつけて，患者に提供すべき支援を考えることを心がけてください．

本書は，

① 「看護必要度」とは何か
② 日々の評価に使うことができる「看護必要度」の項目ごとの定義，評価のポイント

の２つのパートから構成されています．いずれも評価に取り組む際に必要な内容です．院内研修でも，この２つを必ず，学習してください．

また，日々の評価に際して，わからないことがあれば，そのままにせずに，この本を参照して解決することを習慣とするよう心がけてください．

図表1　看護必要度の学習段階とテキストとの対応[2)]

	基本	初級	中級	上級
	信頼されるデータをつくる	患者の状態把握 自身の業務目安として活用する	看護師間で共有する 院内多職種で共有する 院外と共有する	データを分析し業務改善を行う
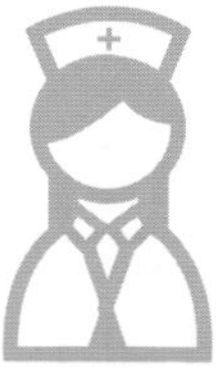 部門管理者レベル	・医事課と協働する ・監査システムをつくる ・データが重要であることを示す	・各病棟の入院患者傾向を把握する	・地域の医療機関等との情報連携を行う ・病棟の患者状況を把握し，適正人員配置を行う ・各病棟の患者傾向から，業務分担を考える	・適正な病床規模を検討する ・入院患者の入棟基準をつくる ・クリティカルパスの改善を行う
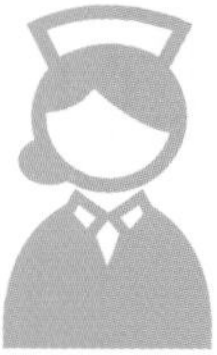 病棟管理者レベル	・病棟看護師の院内研修受講履歴を確認する，学習の機会を与える ・病棟看護師の評価エラーを定期的に確認する ・評価と業務を連動して，評価精度が重要であることを示す	・病棟の患者傾向を把握する ・教育における新人の受け持ち患者を考える	・病棟の患者傾向から，業務分担を考える ・看護必要度に基づいてカンファレンスで情報共有する	・患者の状態に基づくケアの標準化を考える
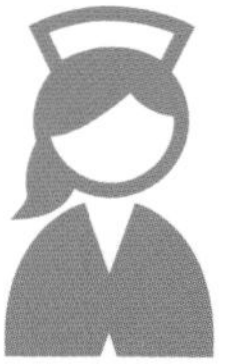 スタッフレベル	・定義を正しく理解し，評価する ・日々の業務を関連付けデータを確認する ・データが重要であることを理解する	・病棟の（受け持ち）患者の状態変化を確認する ・病棟の勤務日の患者の状態を確認する	・看護必要度に基づいて申し送りを行う	・看護計画の立案に看護必要度データを確認する

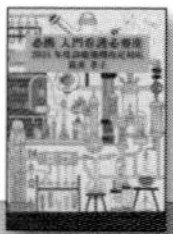

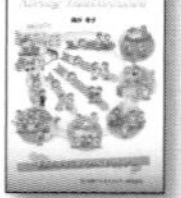

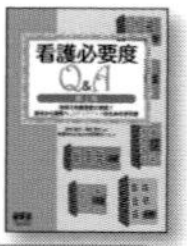

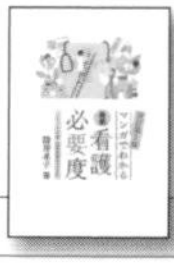

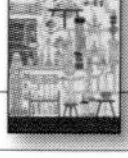

対応するテキスト	本書
参考書	ナーシング・トランスフォーメーション 看護必要度Q＆A　第5版 改訂第2版 マンガでわかる 最新 看護必要度
ポケット版	ポケット版 看護必要度 2024年度診療報酬改定対応

2）筒井孝子監修，田中彰子 DVD 監修『看護必要度第8版』日本看護協会出版会 2020年6月 p.157の図4-20をもとに筆者作成．

第Ⅰ章

基本から学ぶ看護必要度

第Ⅰ章　基本から学ぶ看護必要度

1. 看護必要度とは何か

1）開発経緯・導入経緯

看護必要度は，「入院患者へ提供されるべき看護の必要量」を推定するツールとして開発しました．これに関わる研究は，1996（平成 8）年から始め，現在も継続していますが，この研究成果が診療報酬に活用されたのは，2002（平成 14）年の特定集中治療室（ICU）の重症度基準からでした．これに続き，2004（平成 16）年には，ハイケアユニット（HCU）で管理料の算定に「重症度，看護必要度」として使われるようになりました．

2008（平成 20）年からは，一般病棟でも「重症度，看護必要度」として，回復期リハビリテーション病棟では，「日常生活機能評価」として活用がはじまりました．現在は地域包括ケア病棟や 2024 年に新設された「地域包括医療病棟」にも使われ，さらに一般入院基本料，特定入院料や各種加算の算定要件に看護必要度の評価項目が利用されています．

2008（平成 20）年度までの評価票を構成する項目は，統計的に項目間の関連性が検証された科学的根拠に基づくものですが，それ以降の診療報酬改定では，改定の度に時々の政策動向の影響を受けてきました．

2022 年（令和 4）年度までの大まかな変更の流れを図表 2 に示しました．現在，診療報酬の算定に活用される評価票は，一般病棟用の「重症度，医療・看護必要度」評価票が 2 種類（ⅠとⅡ）の他に特定集中治療室用，ハイケアユニット用，回復期リハビリテーション用（正式名称日常生活機能評価票）と 5 種類ありますが，これらの評価票の点数を用いて，それぞれの病棟で該当患者と呼ばれる，いわゆる重症の患者の基準（該当基準）が定められてきました．

現場では，この「基準超え」の患者が占める割合（該当患者割合）が重要とされています．これは，高い入院基本料である急性期一般入院料 1，特定機能病院入院基本料 7 対 1 及び専門病院入院基本料 7 対 1 等の算定は，看護必要度で評価した患者の A，B，C の得点の組み合わせによって該当（重症）患者で

図表２　診療報酬上での「看護必要度」の変遷（2002 ～ 2022）

西暦	和暦			A 項目	B 項目	C 項目
				科学的根拠に基づく オリジナル項目		
2002 年	平成 14 年	重症度評価票　特定集中治療室の算定要件に導入		9 項目	5 項目	
2004 年	平成 16 年	重症度，看護必要度　ハイケアユニットの算定要件に導入		15 項目	13 項目	
					共通	
2008 年	平成 20 年	一般病棟用の重症度，看護必要度　7 対 1 入院基本料の算定要件に導入 日常生活機能評価票　回復期リハ病棟の算定要件に導入		9 項目	7 項目 13 項目	
		これ以降の改定では診療報酬改定によって， 項目の修正や重症患者の定義が変更されるようになる				
2014 年	平成 26 年	重症度，医療・看護必要度へ名称変更				
					共通	
2016 年	平成 28 年	一般病棟用の重症度，医療・看護必要度にＣ項目が導入	一般病棟用	8 項目	7 項目	7 項目
		特定集中治療室用のＢ項目を一般用と統一	特定集中治療室用	9 項目	7 項目	
		ハイケアユニット用のＢ項目を一般用と統一	ハイケアユニット用	13 項目	7 項目	
2018 年	平成 30 年	一般病棟用の重症度，医療・看護必要度にⅡの評価が導入	一般病棟用評価票Ⅰ	8 項目	7 項目	7 項目
			一般病棟用評価票Ⅱ	7 項目	7 項目	7 項目
2020 年	令和 2 年	一般病棟用の重症度，医療・看護必要度のＢ項目の評価を「患者の状態」と「介助の実施」に分けて評価 一般病棟用の重症度，医療・看護必要度のＣ項目２項目追加	一般病棟用評価票Ⅰ・Ⅱ共に	8 項目	7 項目	9 項目
			※ ただしＡ項目の内容が異なることに注意			
2022 年	令和 4 年	一般病棟用の重症度，医療・看護必要度のＡ項目１項目削除 ICU 心電図削除	一般病棟用評価票Ⅰ・Ⅱ共に	7 項目	7 項目	9 項目

あるか，否かが決まり，この重症患者数が全患者数の概ね３割以上でないと，先に示したような高い入院基本料の算定ができないためです．

つまり，重症患者が少なくなって，低い入院基本料に変更しなければならなくなると，病院は大きな減収となります．このことは，看護師の配置基準を見直さなければならなくなること，端的に言うと，看護師の人数を減らすことを意味します．このため，病院では，「基準超え」をしているかを常に管理しておかなければならないのです．

しかし，A・B・C 得点が全て低くなれば，退院はできますが，医療処置はなくても，なかなか回復できず，日常生活の自立は，おぼつかないという B 項目の点数が高い患者さんもたくさんいらっしゃいます．

これまでも病院に入院していないと，自宅では到底，生活できないだろうという患者さんの存在は大きな課題とされてきましたし，今もこのような患者さんの在宅復帰は難しい状況が続いています．

また，この重症患者の定義や，その割合は２年毎の診療報酬改定で毎回，変更されてきました．このため，２年毎に重症とされる患者の基準や，その割合が変わってきたので，改定の度に「基準超え」の管理方法を見直さなければならなかったのです．

そして，今回の 2024（令和 6）年度の診療報酬改定でも前述した７対１を基準とする急性期一般入院料１をはじめとする，高い入院料の病棟では，この該当患者の基準やその割合が変更され，その考え方も大きく変わりました．

今後は，いわゆる７対１を算定しようとする病棟では，**A と C の得点**の組み合わせによって重症患者であるか，否かが決まることになります．

具体的には，①「A ３点以上」又は「C １点以上」に該当する割合が一定以上であること，②「A ２点以上」又は「C １点以上」に該当する割合が一定以上であることの両者を満たすことが施設基準となったのです．つまり，①と②の重症患者数が全患者数の概ね **3 割程度はいないと**，これまでのような高い入院基本料の算定ができなくなりました．

ただし，急性期一般入院料２以降の病棟では，これまでと同様に A2 点以上及び B ３点以上，A ３点以上，C １点以上看護必要度で評価した患者の A，B，C の得点の組み合わせによって重症患者であるか，否かが決まり，この重症患者数が急性期一般入院料2の必要度Ⅰでは，全患者数の概ね2割程度，正確には22%，示されれば算定できるとされました．

このことは，同じ急性期病棟でも急性期一般入院料1だけが，該当患者の基準も，該当割合の考え方として，他の「“基準”を満たす患者割合」ではなく，「該当割合の条件（該当割合に関する2種類の条件を満たすかどうか）」による判断に変更されたことを示しています．図表4に2024年度の主な改定内容について示しましたが，複雑になった重症患者の考え方を理解することはますます，困難になっています．

図表3　看護必要度の評価項目を構成するA，B，C項目の特徴

モニタリング及び処置等に関する看護必要度 A項目

・あらかじめ医師が指示した治療に対し計画的に看護を提供する項目

→

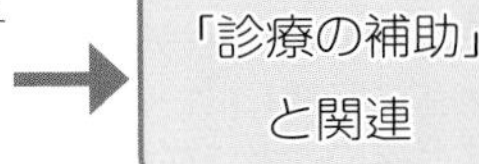

患者の状況等に関する看護必要度 B項目

・「寝返り」「移乗」といった患者のADLの状況
・「口腔清潔」「食事摂取」「衣服の着脱」といったセルフケアの状況
・「診療・療養上の指示が通じる」「危険行動」といった認知状態の評価

→ 「療養上の世話」と関連

手術等の医学的状況に関する看護必要度 C項目

・「開頭手術」「開胸手術」「開腹手術」等の医学的状況クリニカルパス同様，その日の身体状況や看護業務量をイメージする項目

→ 「診療と補助」と関連

1．一般病棟用の重症度，医療・看護必要度

（1）評価項目及び評価方法等に関する見直し

① 創傷処置

・「創傷処置①創傷の処置（褥瘡の処置を除く）」，「呼吸ケア」について，必要度Ⅰの場合も，必要度Ⅱにおけるレセプト電算処理システム用コード一覧に掲げる診療行為を実施したときに限り，評価の対象となることとなった．

・「褥瘡の処置は評価の対象から除外された．

② 注射薬剤３種類以上の管理

・「注射薬剤 3 種類以上の管理」において，静脈栄養に関する薬剤を対象にしないことになり，除外コードに掲載された．また，入院期間中に初めて該当した日から 7 日目までを評価対象の候補日とすることになり，評価項目名が「注射薬剤 3 種類以上の管理（最大7日間）」となった．初めて該当した日以降に他の入院料を算定する病棟または病室に転棟した場合であっても，初めて該当した日から起算して7日以内であるときは評価の対象である．さらに，ビタミン剤に関する規定は削除された．

③ 専門的な治療・処置

・「専門的な治療・処置」の「①抗悪性腫瘍剤の使用（注射剤のみ）」，「②抗悪性腫瘍剤の内服の管理」について，入院での使用率がそれぞれ 60% 未満，70%未満の薬剤を対象にしないことになり，コード一覧から削除された．

・「専門的な治療・処置」の以下の 6 項目について，配点が 2 点から 3 点に変更された．

① 抗悪性腫瘍剤の使用（注射剤のみ）
③ 麻薬の使用（注射剤のみ）
⑦ 昇圧剤の使用（注射剤のみ）
⑧ 抗不整脈剤の使用（注射剤のみ）
⑨ 抗血栓塞栓薬の持続点滴の使用
⑪ 無菌治療室での治療

④ 救急搬送後の入院／緊急に入院を必要とする状態

・「救急搬送後の入院／緊急に入院を必要とする状態」について，評価日数が 5 日間から 2 日間に変更された．

⑤ C 項目について

・C 項目について，入院での実施率が 9 割以上である手術等が評価対象になるよう，コード一覧の見直しが行われた．

・C 項目のうち，以下の項目について評価日数が短縮された．

項目	変更前		変更後
「開頭手術」	13 日間	→	11 日間
「開胸手術」	12 日間	→	9 日間
「開腹手術」	7 日間	→	6 日間
「骨の手術」	11 日間	→	10 日間
「胸腔鏡・腹腔鏡手術」	5 日間	→	4 日間
「救命等に係る内科的治療①～③」	5 日間	→	4 日間
「別に定める手術」	6 日間	→	5 日間

[経過措置]

令和 6 年 3 月 31 日時点で，急性期一般入院料 6，地域一般入院料 1，7 対 1 入院基本料（特定機能病院入院基本料（結核病棟入院基本料.）），10 対 1 入院基本料（特定機能病院入院基本料（一般病棟），専門病院入院基本料），脳卒中ケアユニット入院医療管理料，一般病棟看護必要度評価加算の届出を行っている病棟にあっては，令和 6 年 9 月 30 日までの間に限り，令和 6 年度改定前の一般病棟用の重症度，医療･看護必要度Ⅰ又はⅡに係る評価票を用いて評価をしても差し支えない.

(2) 判定基準及び該当患者割合の見直し

① 7 対 1 病棟（急性期一般入院料 1，特定機能病院入院基本料，専門病院入院基本料）

- B 項目を用いた判定基準が廃止された．ただし，引き続き B 項目の評価は必要である.
- 判定基準として，特に高い基準（以下「基準①」），一定程度高い基準（以下「基準②」）という 2 種類を用いることになり，それぞれ割合要件が設定され，「基準①が一定以上かつ基準②が一定以上」であることが要件となった.

  基準①「A 得点 3 点以上または C 得点 1 点以上」に該当する患者の割合

  基準②「A 得点 2 点以上または C 得点 1 点以上」に該当する患者の割合

② 7 対 1 病棟以外の入院料，加算

基準を満たす患者の判定基準に変更はないが，評価項目の見直し等に伴い，該当患者割合が変更された.

(3) 評価対象患者の変更

短期滞在手術等基本料を算定する患者を対象から除外するとの記載が削除された.

(4) 対象となる入院料等に係る変更

地域包括医療病棟入院料が新設され，一般病棟用の「必要度Ⅰ」または「必要度Ⅱ」を用いた測定をすることになった.

(5) 必要度Ⅱの要件化の拡大

- 一般病棟入院基本料のうち急性期一般入院料 1 の届出を行う場合，許可病床数 200 床未満の医療機関についても必要度Ⅱを用いて測定することが要件となった．ただし，Ⅱを用いて測定することが困難であることについて正当な理由がある場合（電子カルテシステムを導入していない場合）は除く.
- 一般病棟入院基本料のうち急性期一般入院料 2 ～ 3 の届出を行う場合，許可病床数 200 床以上 400 床未満，の医療機関についても必要度Ⅱを用いて測定することが要件となった.

[経過措置]

令和 6 年 3 月 31 日時点において現に急性期一般入院料 1 に係る届出を行っている病棟（許可病床数が 200 床未満の保険医療機関の病棟に限る）または，急性期一般入院料 2 ～ 3 の届出を行っている病棟（許可病床数が 200 床以上 400 床未満の保険医療機関の病棟に限る）については，令和 6 年 9 月 30 日までの間に限り，当該要件に該当するものとみなす.

看護必要度は，病院の収入の基盤となる入院基本料と深くかかわるため，現場で働く医療従事者だけでなく，事務職の方々にとっても必須の知識となってきました．

本書の第Ⅲ章に 2024（令和 6）年度版の「重症度，医療・看護必要度」に関する評価票を掲載していますが，2008（平成 20）年から，これまでの 8 回の診療報酬改定のたびに，評価項目も重症患者割合も変更されてきました．また代表的な評価票だけでも 5 種類あり，評価票毎に項目の構成も該当患者の基準も異なっています．このため，前述したように看護必要度の評価の全体像を理解することは，年々，難しくなっています．

そこで本書では，まず看護必要度の基本的な考え方や，その定義の変遷も含めて，初学者の方々のための解説をしています．

看護必要度を構成する項目として，モニタリング及び処置を示す A 項目，患者の状況等（介助）を示す B 項目，手術等の医学的状況を示す C 項目とは何かについての説明からはじめます．

2）看護必要度を構成する項目群（A・B・C 得点）が持つ意味

看護必要度は，「モニタリング及び処置等」を示す A 項目，「患者の状況等（介助）」を示す B 項目，「手術等の医学的状況」を示す C 項目によって構成されています[3)]．

わかりやすく言うならばA項目は「治療状態」，B 項目は「日常生活動作や認知機能など生活の様子」，C 項目は「治療イベント」がわかる項目となっています．これらの項目を評価することで，入院患者の状態を全体として捉えることができます．つまり，評価された項目の情報からは，患者の重症度や診療補助の内容，療養上の支援，認知症の状態やせん妄の有無，手術等の実施とその経過時間などがわかるのです．

とりわけ，B 項目は，入院中だけでなく，退院後の生活においても欠かせない視点を含んでいます．それは，医療や看護サービスを受けている患者のセルフケア能力を示す「患者の状況等（介助）」に関する情報が含まれているからです．

今日，院内で看護師と協働する医師，薬剤師，理学療法士，作業療法士，言語聴覚士，管理栄養士等の専門職は，対象となった患者のセルフケア不足の状況や，疾病や障害を考慮し，達成可能な目標を設定したうえで各職種に支援計画を作成することが義務付けられています．このことは，看護必要度のA，B，C項目ごとに，その評価に際して密接に連携すべき職種があることを示しています．このため病院では，多職種間で評価内容を共有する体制をつくることが求められています．

図表5は，ある病院で作成されたものですが，項目毎に協働している職種が示されており，評価項目ごとに多くの職種とのかかわりが必要となってきたことがわかります．

図表5　A病院での看護必要度の評価項目別の多職種協働例

<table>
<tr><th>A項目</th><th>連携職種例</th><th>ケアのために考慮すること</th></tr>
<tr><td>評価項目（専門的な治療·処置を除く）</td><td>Dr，Ph</td><td>術後管理における回復度合い</td></tr>
<tr><td>専門的な治療・処置</td><td>Dr，Ph</td><td>術後の回復度合いからみた薬の調整</td></tr>
<tr><th>B項目</th><th>連携職種例</th><th>ケアのために考慮すること</th></tr>
<tr><td rowspan="2">どちらかの手を胸元まで上げられる</td><td rowspan="2">OT，RD</td><td>食具・食器の種類　一口量　食べこぼし</td></tr>
<tr><td>摂食のペース</td></tr>
<tr><td>寝返り</td><td>PT，RD</td><td>褥瘡リスク　骨突出　やせの確認</td></tr>
<tr><td>起き上がり</td><td>PT，RD</td><td>食べる姿勢，角度</td></tr>
<tr><td rowspan="2">座位保持</td><td rowspan="4">PT，RD</td><td>食事における耐久時間</td></tr>
<tr><td>良姿位であるか</td></tr>
<tr><td>移乗</td><td>シーティング</td></tr>
<tr><td>移動方法</td><td>居住環境</td></tr>
<tr><td>口腔清潔</td><td>ST，RD
DH，Ph</td><td>誤嚥性肺炎の予防　唾液分泌の低下
咀嚼力　食事内容　服薬方法</td></tr>
<tr><td>食事摂取</td><td>Dr，RD
ST，Ph</td><td>栄養状態の評価　習慣　癖　嗜好
食事介助上の留意点</td></tr>
<tr><td rowspan="2">衣服の着脱</td><td rowspan="2">PT，OT，Ph</td><td>手指運動能力　配薬レベル</td></tr>
<tr><td>座位・立位動作，下肢の可動性</td></tr>
<tr><td>他者への意思伝達</td><td>Dr，Ph
PT，OT，
ST，RD</td><td>食物の認識度
疾病に対する理解度　服薬管理</td></tr>
<tr><td>診療・療養上の指示が通じる</td><td>RD，CM</td><td>退院後の食事づくりの能力</td></tr>
<tr><td>危険行動</td><td>Dr，CM</td><td>家事支援</td></tr>
<tr><th>C項目</th><th>連携職種例</th><th>ケアのために考慮すること</th></tr>
<tr><td>評価項目（専門的な治療·処置を除く）</td><td>Dr，Ph，
診療情報管理士</td><td>手術内容と予後への理解</td></tr>
</table>

略）PT：理学療法士　OT：作業療法士　ST：言語聴覚士　RD：管理栄養士
Ph：薬剤師　DH：歯科衛生士　Dr：医師　CM：ケアマネージャー

3）看護必要度を使ってできること（共有，比較，予後予測）

多職種と協働する，あるいは，看護師間で患者の看護をする際に，看護必要度の項目の評価情報を「**共有**」し，「**比較**」することで，患者の「**予後予測**」ができます．

看護必要度は，患者を評価し，その情報を得ることで，看護師や受け持ち患者にかかわる他の専門職と患者の状況を**共有**するための有益なツールとなります．

また，患者の状況を疾病情報や各種の障がいの程度といった情報だけではなく，本日の処置はどの程度，必要なのか，日常生活動作がどの程度，自分でできるのか，認知機能はどのくらいで，どのような生活課題に問題があるのかを評価結果から把握し，病棟内の全ての患者の状況を**比較**し，把握できるツールでもあります．

さらに，患者の特徴別に看護必要度の得点の一入院のデータを集積し，分析することで，看護師だけでなく，すべての専門職に有益な**予後予測**ができる可能性があります．

すでに，病院によっては，処置の有無を示すＡ得点が０点になる（＝処置が無くなる）時期を患者の手術後のＡ得点の状況から，ほぼ予測できるようになっています．

このような患者の予後の予測にあたっては，「入院患者の状況を入院経過日毎に看護必要度の得点で表現してみるとどうなるか」を常に考えるといった思考実験を日々，積み重ねることが必要です．それは，これを続けることで，かなり正確に患者の予後を予測できるようになるからです．

看護必要度の活用に際しては，以上のような３つの利点を理解することと，患者の情報を共有する大事さを学んでいただければと思います．

3）　看護必要度の各種評価票を開発する過程で，タイムスタディ調査によって看護師等の提供したケア時間との関連性があり，統計的な項目間の関連性分析によって分類されたのがＡ項目とＢ項目です．一方，Ｃ項目は，上記の分析に基づいたものではなく，Ａ項目では評価できないとされた医療の必要度を評価する項目として 2016 年に追加されたものです．

MEMO

2. 看護必要度を使った連携方法を学びましょう

2024 年度の改定で患者の状態に応じた病棟を明確にするということで，急性期一般病棟入院料 1 の平均在院日数の基準は，18 日間から，16 日間へと短縮されました．また地域包括ケア病棟入院料においては，入院期間に応じた評価体系への見直しも行われます．

図表 6　患者の状態と各病棟の医療機能や果たす役割

患者の状態及び必要と考えられる医療機能に応じた入院医療の評価

○ 後期高齢者の救急搬送の増加等，入院患者の疾患や状態の変化を踏まえて，機能分化・強化を促進し，効果的・効率的な提供体制を整備するとともに，高齢者の中等症急性疾患のニーズに対して地域包括医療病棟を新設した．
○ 患者が可能な限り早く住み慣れた自宅・施設に復帰できるように各病棟が果たすべく役割に念頭に評価体系を見直した．
○ また，2024 年度より施行される医師の労働時間上限規制を念頭に，働き方改革を推進．

急性期

急性期入院料の見直し
- 入院基本料等の引き上げ
- 重症度，医療・看護必要度の見直し（急 1 における B 項目の廃止等）
- 急 1 における平均在院日数の短縮（18 日→ 16 日）
- リハ栄養口腔連携体制加算の新設

救急患者連携搬送料の新設（いわゆる下り搬送の促進）

急性期充実体制加算及び総合入院体制加算の見直し
- 急性期充実体制加算を加算 1 及び加算 2 に再編
- 小児・周産期・精神科充実体制加算の新設
- 心臓血管外科領域の実績要件の追加
- 総合入院体制加算の実績要件の見直し及び加算の引き上げ

特定集中治療室等の見直し
- SOFA スコアを用いた患者指標の導入
- 宿日直医師の配置を ICU5，6 として評価
- 遠隔 ICU の評価
- ICU5，6 における特定行為研修修了看護師等の配置要件化（経過措置あり）

働き方改革の推進
- 地域医療体制確保加算の要件見直し
- 医師事務作業補助体制加算の引き上げ

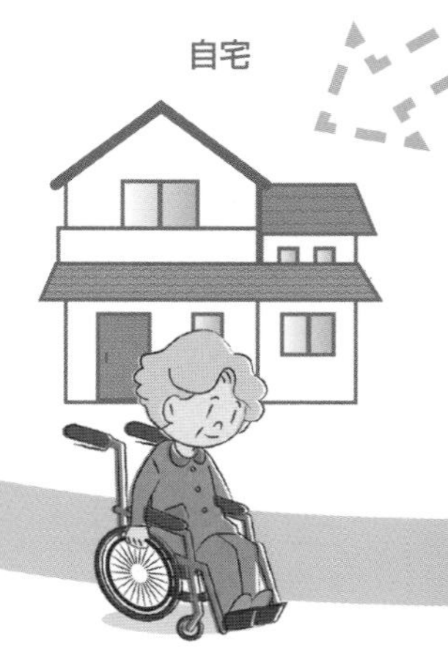

注：令和 6 年度診療報酬改定　Ⅱ -4 「患者の状態及び必要と考えられる医療機能に応じた入院医療の評価」,p.7,「令和 6 年度診療報酬改定【全体概要版】」, 厚生労働省 ,https://www.mhlw.go.jp/content/12400000/001238898.pdf（2024 年 4 月 10 日閲覧）を筆者が一部改変．

このため，多くの病院は短期間で適切な在宅復帰支援をしなければならなくなりました．急性期一般病棟では，図表７に示したような救急患者連携搬送料（いわゆる下り搬送）も新設されます．これらの改定によって多くの患者は，入院後７日以内に退院支援計画が作成され，共同カンファレンスの開催が求められることになります．

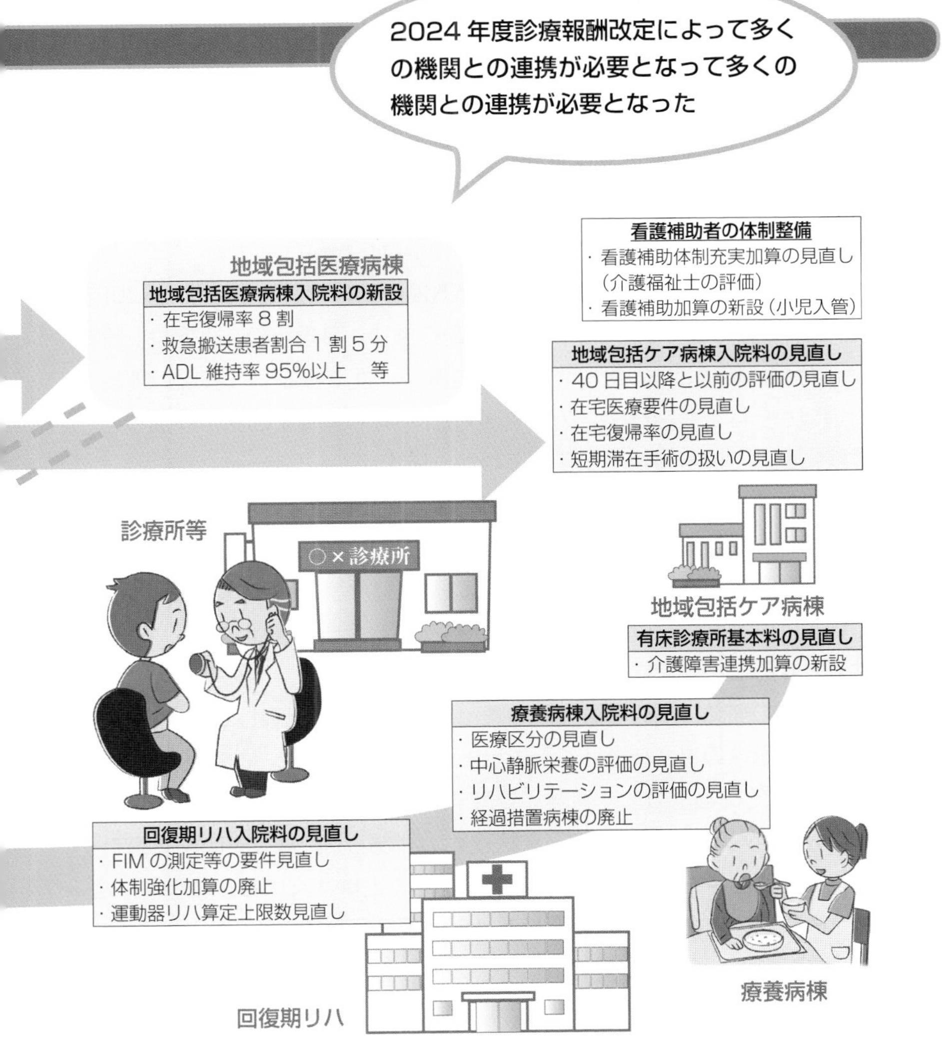

2024 年度診療報酬改定によって多くの機関との連携が必要となって多くの機関との連携が必要となった

地域包括医療病棟

地域包括医療病棟入院料の新設
- 在宅復帰率８割
- 救急搬送患者割合１割５分
- ADL 維持率 95%以上　等

看護補助者の体制整備
- 看護補助体制充実加算の見直し（介護福祉士の評価）
- 看護補助加算の新設（小児入管）

地域包括ケア病棟入院料の見直し
- 40 日目以降と以前の評価の見直し
- 在宅医療要件の見直し
- 在宅復帰率の見直し
- 短期滞在手術の扱いの見直し

診療所等

○×診療所

地域包括ケア病棟

有床診療所基本料の見直し
- 介護障害連携加算の新設

療養病棟入院料の見直し
- 医療区分の見直し
- 中心静脈栄養の評価の見直し
- リハビリテーションの評価の見直し
- 経過措置病棟の廃止

回復期リハ入院料の見直し
- FIM の測定等の要件見直し
- 体制強化加算の廃止
- 運動器リハ算定上限数見直し

療養病棟

回復期リハ

とくに，2024 年度の診療報酬改定で新設された地域包括医療病棟では入院初期に多職種カンファレンスを開催し，退院支援を計画して院内外との連携を強めていかなければなりません．短い期間で効果的に多職種と協働するためには，看護必要度の評価から得られる情報を「**共有**」し，「**比較**」することで，患者の「**予後予測**」ができますが，これを臨床現場で実践している病院は，まだ多くありません．

そこで，ここからは，このように看護必要度を日々の入退院支援に活用する方法について説明していきます．

1）看護必要度の項目の評価情報を「共有」する

共同カンファレンスの際に病棟看護師は，患者の情報をサマライズ（要約）します．これには，入院時情報や診療・看護記録，他の病院職員から膨大な情報を収集しなければなりませんので，相当の仕事量がかかります．

しかし，これを毎日，評価している看護必要度の情報を活用すれば，A 項目は，医師の指示で実施している診療内容がわかります． B項目の「寝返り」･「移乗」といった患者の ADL の状況や「口腔清潔」･「食事摂取」･「衣服の着脱」といった情報からは，患者のセルフケアの状況，「診療･療養上の指示が通じる」かや「危険行動」といった状態がすぐにわかります．

すなわち，たくさんの人々から情報を集めなくても看護必要度の評価結果がわかれば，患者の持つ問題の要点を簡単につかむことができますし，効率のよいサマライズもできます．しかも，この看護必要度が持つ情報の意味を伝えることができれば看護師間だけでなく，理学療法士や，管理栄養士などの多職種間で「**共有**」することもできます．

例えば，肺炎の発熱のために意識が朦朧として，自宅で転倒して骨折し，入院された 75 歳男性の場合を考えてみましょう．

図表 7 に示しているように，看護必要度 A 項目の「緊急に入院を必要とする状態」や「呼吸ケア（喀痰吸引のみを除く)」が“あり”になっていますので，緊急で入院したことや，酸素療法が行われていることはすぐにわかります．この他にも，B 項目の内容から，「寝返り」はどの程度行えているのかや，「食事摂取」の介助の有無など，ADL やセルフケアの状況を推測することもできます．

このように看護必要度の評価情報は，入院してからの患者の状況がわかるだけでなく，看護師間や，多職種間での情報「**共有**」ためのツールとして活用できるのです．ですから，看護必要度を多職種の方々にもわかってもらうことができれば，院内での連携はとてもやりやすくなるはずです．

2）看護必要度の項目の評価情報を「比較」する

実は，看護必要度の項目を評価した情報を「**比較**」することで，患者の「**予後予測**」をすることもできます．例えば，看護必要度をよく活用している病院では，入院前の看護必要度のA項目とB項目の情報も収集しています．その評価情報を記録しておくと，退院をどのくらいの状態でやればよいのかの目安を得ることができます．この情報は退院支援に活用できます．

図表７は，入院前の患者の状態を含む看護必要度の項目を評価した結果の経過を一覧にした表です．75歳の男性患者は，入院前の看護必要度を評価し

図表７　看護必要度評価の経過一覧表

	Aモニタリング及び処置等	入院前	入院日	２日目	３日目
1	創傷処置（褥瘡の処置を除く）	なし	なし	なし	なし
2	呼吸ケア（喀痰吸引のみの場合を除く）	なし	あり	あり	なし
3	注射薬剤３種類以上の管理（最大７日間）	なし	なし	なし	なし
4	シリンジポンプの管理	なし	なし	なし	なし
5	輸血や血液製剤の管理	なし	なし	なし	なし
6	専門的な治療・処置	なし	なし	なし	なし
	⑨抗血栓塞栓薬の持続点滴の使用				
	⑩ドレナージの管理	なし	なし	なし	なし
	⑪無菌治療室での治療	なし	なし	なし	なし
7	緊急に入院を必要とする状態（２日間）	なし	あり	あり	あり
	B患者の状況等				
8	寝返り	できる	できない	できない	できない
9	移乗	自立	全介助	全介助	全介助
10	口腔清潔	自立	要介助	一部介助	一部介助
11	食事摂取	自立	全介助	一部介助	一部介助
12	衣服の着脱	自立	全介助	全介助	全介助
13	診療・療養上の指示が通じる	はい	はい	はい	はい
14	危険行動	ない	ない	ない	ない

入院２日目で酸素療法が終了している

入院前のADLやセルフケアは自立だった

た情報からは，ADL やセルフケアの状況に問題はなく，自立して生活していたようです．しかし，肺炎を患い，骨折した影響で，ADL が低下してしまいました．

このため，これまでは，できていたことにも支援が必要となっています．これは，入院後の看護必要度項目の評価情報から明確に理解することができます．また，入院 3 日目には「呼吸ケア」は「なし」になっています．酸素療法が中断し，肺炎の状態が改善してきていることがわかります．

このように看護必要度項目の評価情報を，入院前と入院後，そして，経時的に「**比較**」することで，患者の状態が良くなっているのか，悪くなっているのか捉えることができます．つまり，看護必要度項目の評価情報があれば，または，評価に変化があれば，その情報は患者さんの状態の変化を明らかに示す，目安として使うことができます．

さらに看護必要度は，患者の状況を疾病情報や各種の障がいの程度といった情報だけではなく，本日の処置はどの程度，必要か，日常生活動作がどの程度自分でできるのか，認知機能はどのくらいでどのような生活課題に問題があるのかを評価結果から把握することができます．

看護必要度を活用すれば，病棟内の全ての患者の状況を「**比較**」し，把握できるのですが，必要度Ⅱの拡大によって，日々の患者の状態の変化や看護介入の状況を即時的に把握することが難しくなっています．このため，日々の管理をしていくためには，看護師がこれらの項目について評価をしたデータを持つ工夫が必要になります．

3）看護必要度の項目の評価情報から「予後予測」をする

看護必要度の項目の評価情報は，患者がどのように変化していったかがわかる目安（メルクマール）となりますが，この情報を看護師間や多職種間において「**共有**」できると，これらの評価情報を「**比較**」することで，患者の状態の変化がわかるようになります．しかも，看護必要度の項目の評価情報を「**比較**」することで，患者の状態の「**予後予測**」もできるようになります．

先に示した 75 歳男性は，もともと日常生活を自立して過ごすことができていました．骨折のため，リハビリテーションは必要ですが，本来は，自立して生活できていたので，その能力は持っていたと考えられます．しかし，入院中に，すっかり足の力が衰えてしまいました．また，酸素療法中も受けていたので，食事も自分で食べることができなくなりました．このため，酸素療法が中断した時こそが，元のADLを取り戻す機会となります．このタイミングを逃すことなく，この男性がどのような変化ができるかを「**予後予測**」し，よりよい結果となるような支援をしていかなければなりません．このような「**予後予測**」を鑑みた支援を展開する際には，院内連携は必須です．

患者が入院している期間においては，医師，看護師，看護補助者，理学療法士，作業療法士，薬剤師，管理栄養士など，さまざまな病院職員が関わっています．その関わりのなかで得た貴重な情報は，多職種で「**共有**」しなければ，患者にとっての価値を高めることができません．多職種間で情報を，「**共有**」し，これを基に支援していくことで，患者の価値は高められます．手術前のADLに問題がないからといっても，術式やその後の治療経過によっては，リハビリテーションの計画は変わることもあります．

看護師は手術後の可動域の情報を把握し，「寝返り」や「移乗」などの方法については，理学療法士と，褥瘡予防や安楽のための体位保持の方法を一緒に検討する必要があります．

例えば，酸素療法が中断したからといっても，すぐに一人で食事摂取ができるわけではありません．座位保持の角度や同一体位での圧迫を避ける方法を理学療法士と検討したり，嚥下に問題があれば，言語聴覚士や歯科医師，歯科衛生士と嚥下訓練や口腔ケアの介入について話し合わなければなりません．管理栄養士とも食形態の相談をしないといけませんし，作業療法士には，患者が1人で食事摂取ができる工夫をするための自助具の選択の相談などをすることもあるでしょう．

これらの患者ごとの情報を蓄積し，現在の患者の情報と前に入院されていた患者さんの情報とを「**比較**」することで，患者の療養上の問題や，多職種の適切な介入の機会を「**予後予測**」することもできます．

図表 8　看護必要度の 3 つの機能 「共有」「比較」「予後予測」

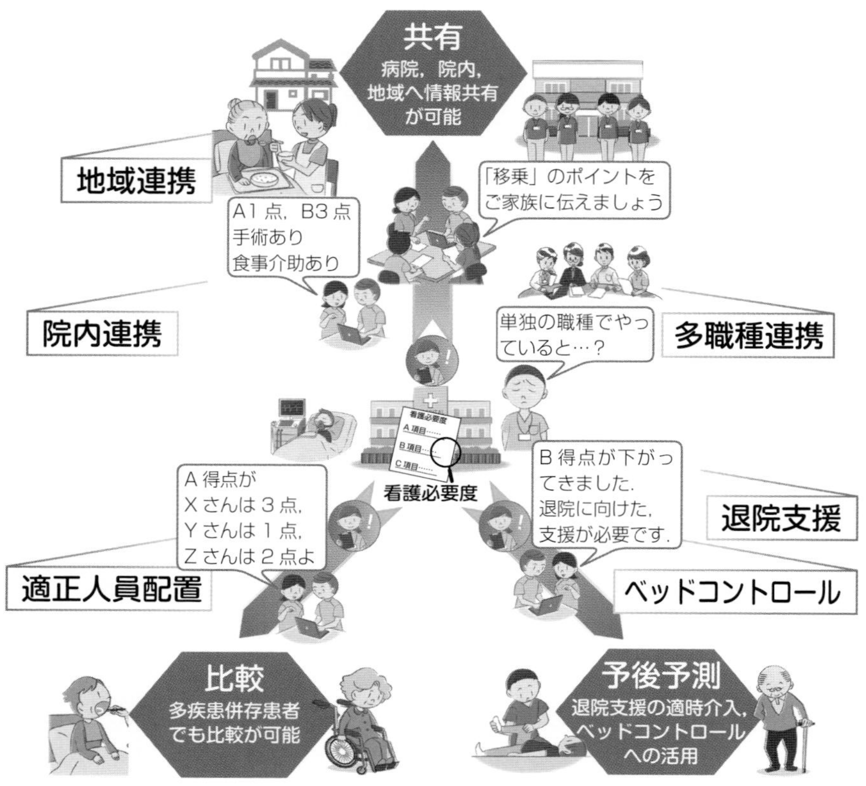
共有
病院，院内，
地域へ情報共有
が可能
地域連携
「移乗」のポイントを
ご家族に伝えましょう
A1 点，B3 点
手術あり
食事介助あり
院内連携
多職種連携
単独の職種でやっ
ていると…？
看護必要度
A 項目……
B 項目……
C 項目……
看護必要度
A 得点が
X さんは 3 点，
Y さんは 1 点，
Z さんは 2 点よ
B 得点が下がっ
てきました．
退院に向けた，
支援が必要です．
退院支援
適正人員配置
ベッドコントロール
比較
多疾患併存患者
でも比較が可能
予後予測
退院支援の適時介入，
ベッドコントロール
への活用

以上のように，看護必要度の項目の評価情報を使って多職種連携・協働をすれば，より適切な支援ができるようになります．

ただし，先にも 2024 年から，呼吸ケアと創傷処置は，コードでの確認が必須になったことを述べましたが，2018 年度の診療報酬改定からは，A 項目と C 項目の診療実績データを用いた評価（コード型，必要度Ⅱの拡大）が始まったため，病棟では日々の看護必要度の項目の評価情報を残すための工夫が必要となってきました．検温表の観察項目欄などを利用して，看護必要度の評価項目に関する記録を残し，看護必要度データを有効に利用できるようにしましょう．とくに C 項目については，手術が行われて何日目かを意識しなければなりませんし，何日間評価できるかという日数も改定毎に変わるので注意が必要です．また，緊急手術や予定と違う手術をする場合も少なくありませんので，医事課との連携は必須です．

入院前の看護必要度の情報が重要なように，退院時に地域の訪問看護ステーション等の方々に渡す入院中の看護必要度データは，地域で働く方々にとってはとても有益な情報です．すでに訪問看護事業所の一部では，訪問支援している患者を看護必要度を用いて評価している事業所もあります（図表 9）．

実は看護必要度は日常生活機能票の項目の一部であり，日常生活機能票には要介護認定と同じような項目もあるため，地域で活用することは容易なのです．

2024 年の改定では，「創傷処置」において褥瘡処置は評価の対象から除外されました．しかし，超高齢社会で入院患者の大多数が高齢者です．「入院前は褥瘡が無かったのに，退院してきたら褥瘡があって大変だった」というエピソードはよく聞かれます．

このことからもこの項目に関する情報は必須といえます．今後も病院内でこの情報を残す工夫をして，多職種や，地域へ情報をつないでいきましょう．

図表 9　入退院支援における情報提供と「重症度，医療・看護必要度」

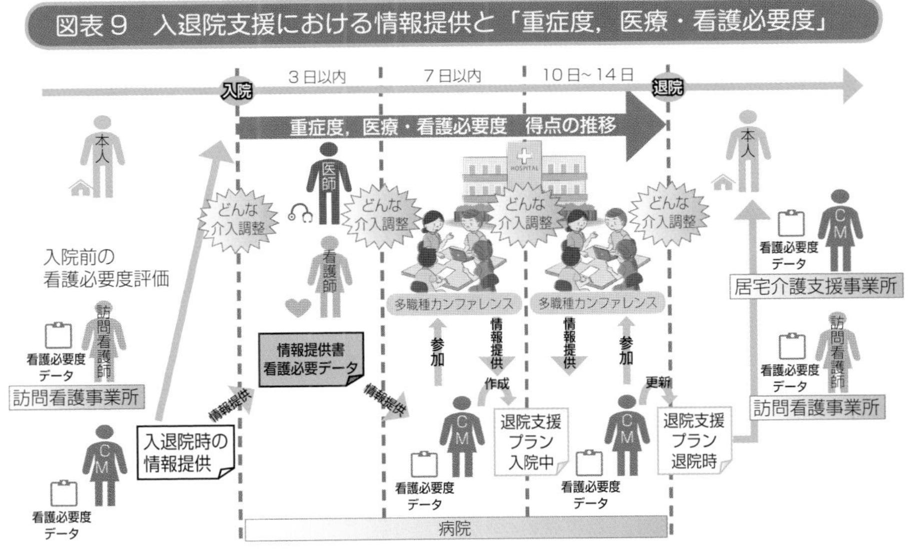

3. 看護必要度評価を有効活用するための体制整備に向けたヒント

1）「看護必要度を評価すること」だけを目的にしない

看護必要度の評価に際しては，まずは評価項目の構成や項目ごとの定義，そして留意点などを覚えなければなりません．なぜなら，日本の医療や看護サービスの提供にあたっては，診療報酬という全国一律の価格が設定されていますが，看護必要度も全国で同一の基準によって評価されることを根拠として，病院の診療報酬の基準となる入院基本料の算定がなされているからです．このように看護必要度はいわば「単位」として機能も持っています．

このため，病院は，看護必要度の評価者の育成や評価の質確保のために院内で研修を実施し，評価基準が守られるように，評価に関わる訓練や継続教育を定期的（新任者を対象とした研修や年度ごとの変更点の確認など）に実施し，院内の監査体制をつくることが推奨されてきました．このことから，すでに院内では看護必要度に係る評価で良く起こるエラーを抽出し，これが繰り返し起こらないような改善がなされてきました．

これは，最低限，必要な取り組みですが，こういった監査体制が不十分な病院は，日々の評価の監査体制の構築から始める必要があります．

また，この取り組みを効果・効率的なものにするためには，この評価精度の実態を把握し，継続的な改善を行う仕組みが必要になります．このようなことから，多くの現場では，この仕組みの運営に看護必要度の評価については，正しく評価するということに重点がおかれてきました（図表 10）．

図表 10　現状における看護必要度の評価精度向上に着目した取り組み

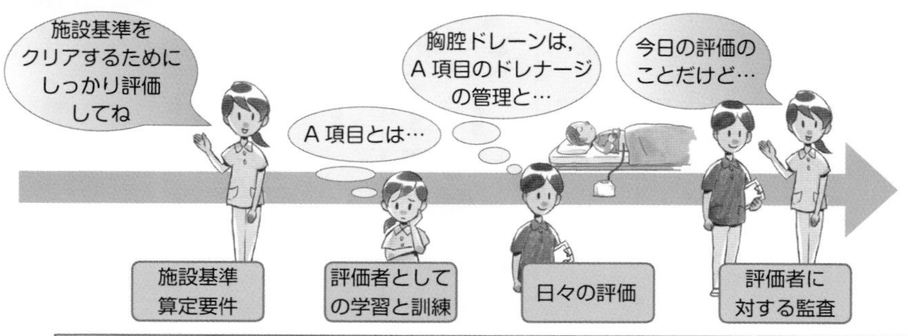
施設基準をクリアするためにしっかり評価してね
A 項目とは…
胸腔ドレーンは，A 項目のドレナージの管理と…
今日の評価のことだけど…
施設基準
算定要件
評価者としての学習と訓練
日々の評価
評価者に対する監査

評価者としての訓練や継続教育，評価結果に対する監査を繰返し，日々行った看護行為に対して，評価基準（手引き）に照らし合わせて評価している．

このような状況ですから，**評価をすることだけ**が目的となっている病院は少なくありません．もちろん，看護必要度の評価項目を正しく理解し，その測定を定義通りに行わなければ，生み出されるデータは，正しくない，誤ったものとなってしまいます．結果として，病院の入院基本料の算定に影響がでるという事態になれば，大変です．

しかし，看護必要度の評価から得られる情報は，入院基本料の算定のためのデータとなるだけではありません．入院中の医療や看護，リハビリテーション，栄養管理，退院後の生活支援などのサービスを提供するにあたって必要となる患者の状態を示す情報も含まれています．

つまり，これらの情報は，院内の日々の医療・看護サービスの提供のみならず，退院後の患者の予後を規定する介護や生活支援等のサービスを提供する際に有益なものといえます．

多くの看護師の方々は，日々の業務に忙しく，患者の退院後までも意識することはできなくなっているかもしれません．しかし，患者は，ずっと病院で過ごすわけではありません．

患者は，入院中はなんら生活に困ることはありませんが，退院後は，生活能力を向上させなければ，自立した生活を維持することができません．

このため患者の予後を見通した看護計画やリハビリテーション計画をたてることは，患者にとっては，とても重要です．だからこそ各専門職は，患者の予後を考えた計画をたてなければならないのです．

多くの専門職にとって，この計画つくりに際し，看護必要度から得られる情報は極めて有益です．

しかしながら，現在は，多くの看護師にとって，看護必要度の評価とその記録は，その情報の重要性を意識することは，困難であったといえます．むしろ，この忙しい業務の中で，日々，何かわらないけれどデータをとらされているという，やらされ感だけが強くなった状態になってきました．

そのような状況では，看護必要度の評価に際して得られる情報が患者にとっても，自分にとっても有益な情報であることを認識することができません．

ぜひ，この本を手に取られた皆さんには，看護必要度から得られる情報が患者の状況を示す情報である看護必要度を臨床現場における実践と繋がっていることを意識しながら，日々の実践とあわせて（つなげて）評価すると共に，評価された情報を理解し，これを有効活用できるスキルを身につけてください．

これは，新たな時代に求められるリスキリングです．

2）看護必要度の評価を実践に結び付けるために

実践につながる看護必要度の評価を機関全体で実施していくためには，どのような取り組みが必要でしょうか．ここでは，現場で評価を行っているＡさん，病棟管理者のＢさん，院内の監査担当のＣさんの３者の立場から具体的に考えてみたいと思います．

看護必要度の評価のみにとらわれている現場では，図表 11 のような声が聞かれます．

日々の評価と実践とを結びつけ，看護必要度から得られる情報を有効活用できるように意識するため，３者の立場からの看護必要度の活用について，考えてみましょう．

図表 11　評価だけが目的となったよくある現場の声

評価を行っている
Ａさん

業務が終わった後に，決まっていることだから，評価を勤務終了前にまとめて実施し，システムへの入力をしています．

自分の勤務帯の前の評価を確認しつつ，間違えないように，評価と入力を行いますが，自分が行った評価を後で見ることはないですね．

病棟管理者
Ｂさん

看護必要度から算出される重症患者割合の病棟ごとのデータを定期的に確認しています．

算定すべき入院基本料の基準値から下回らないように，入退院のコントロールを行っています．

幹部からは経営に直結するこの数値の管理はとても重要だと言われています．

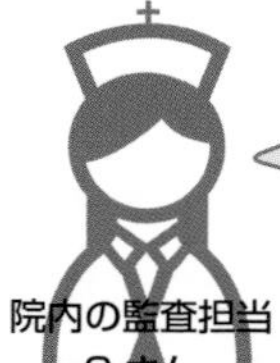

院内の監査担当
Ｃさん

定期的に監査を行い，評価のエラーが起こりやすい項目を確認し，病棟内に伝達しています．

評価に時間がかかっている病棟に対してのフォローやスタッフからの評価に対する個別的な疑問への回答も行っています．

病棟からは，看護必要度に必要な記録が様々な場所にあるためわかりずらく，日々の評価も記録と別に入力が必要なので大変だと不満が出ています．

評価に一生懸命だけど，それだけが目的になっていないかしら…

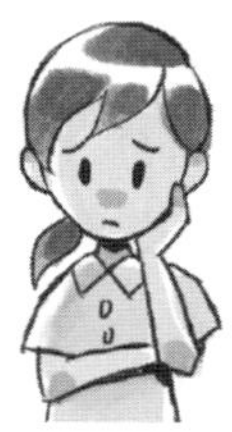

① 評価をする A さんの場合（初級）

現場で日々評価をする A さんにとって，この評価が正確であることは当たり前のことですが，これは決して簡単なことではありません．院内研修後も評価の精度を保つためには，本書でも紹介している定義と留意事項を遵守し，データの根拠を常に答えられるようにしておくことが A さんの役割です．

A さんは，受け持ち患者の看護必要度の得点が，昨日と今日では，どのように異なっているかを意識し，入院経過に応じた点数の変化を把握しています．

これは，日々の看護が患者の状態や予後に，どのような影響を与えるかを考えて，それを伝えなければならないからです．

具体的には，A さんは，出勤時に前日の（または入院日から当日までの）看護必要度の得点の変化を確認し，当日の自らの患者ケアの実施記録との関係をまとめます．そして，引継ぎ時の説明に，これまでの看護必要度の得点の変化と，本日の状況を関連付けて申し送りできるようになることが目標になります．

また，多職種を含むカンファレンスでは，看護必要度の得点を使って患者像を（他の職種に）説明することで，看護必要度が他の職種との協働をする際のツールとなるように努めなければなりません．

② 病棟管理者の B さんの場合（中級）

B さんは，病棟管理者として当該病棟の看護必要度の評価データを管理する立場にあります．多くの病院では病棟ごとの該当（重症）患者割合がどのくらいかを毎日，把握しています．

図表 12　看護必要度評価を日々の実践への活用するプロセスのイメージ

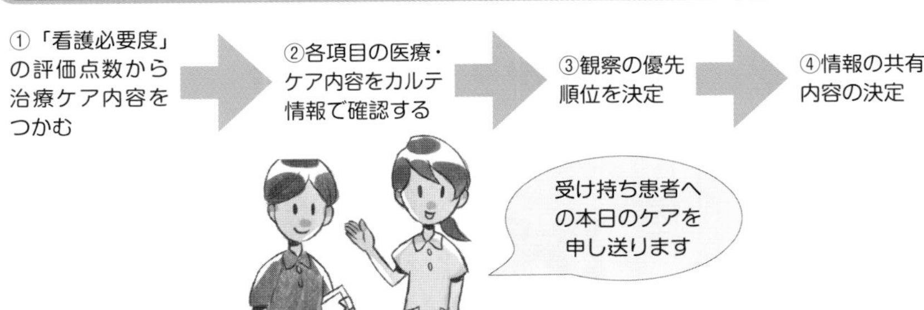
①「看護必要度」の評価点数から治療ケア内容をつかむ
②各項目の医療・ケア内容をカルテ情報で確認する
③観察の優先順位を決定
④情報の共有内容の決定
受け持ち患者への本日のケアを申し送ります

また，この割合だけでなく，看護必要度のA・B・C得点とその変化を病棟別に把握することが重要です．これは病棟別の重症患者の受け入れを決定するためで，これに伴う看護師の加配（人員配置）やベッドコントロールを適正に実施し，それぞれの病棟からのクレームがでないようにすることが目標となります．

この目標を達成するためには，病棟内の個々の患者の看護必要度得点や個別項目の経過を集団として把握できる力が求められます．しかも病棟別に，任意の患者の入退院支援のタイミングを予測して，この理由を他の関係者に説明する能力も高めなければなりません．

ただし，これを実現するには，患者の看護必要度の得点等の経過情報を経時的に表示することができるようなシステム導入は必須となります．このため経営層にもわかるような，患者の日々の看護必要度の全体像を表示できるシステム導入の必要性を示した資料を作成することも求められます．

図表13　看護必要度評価データを活用した病棟マネジメントのイメージ[6)]

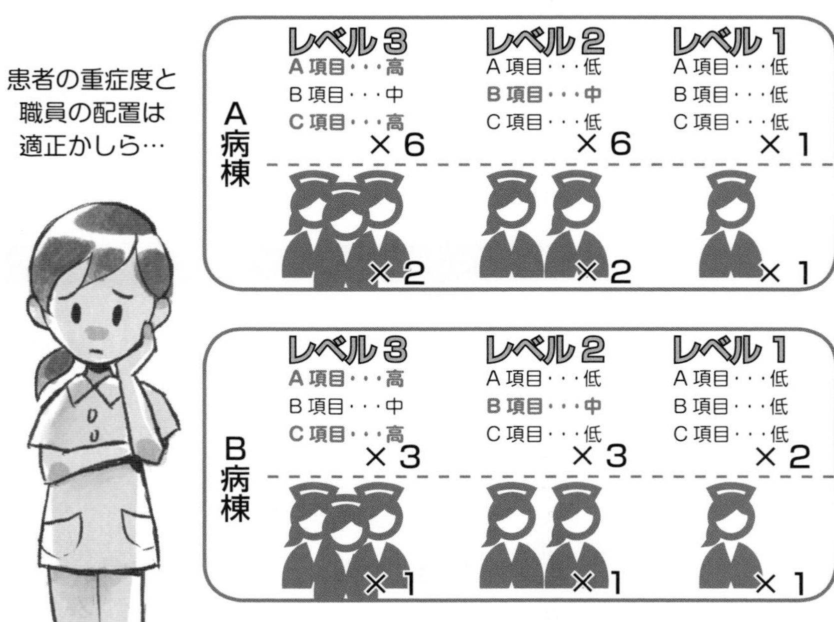

③ 院内の監査と評価精度を向上させる担当のCさん（中級）

Cさんは，院内の看護必要度の評価結果を監査する担当として，評価精度を向上させる役割を担っています．評価精度が高くないと，評価データを日々の看護やケアに活かすことはできません．

なぜなら，間違った情報からは，正しい医療や看護サービスを提供できないからです．もちろん，相応しくないサービスを提供しているのですから，患者の状態もよくなりません．看護必要度の評価精度が高まることで，患者の状態に合致したケアが提供できるのです．このことは，看護やケアの質向上と看護必要度の項目の評価の精度は直接的につながっていることを意味します．

監査の目的は，評価項目や定義の詳細を示し，誤りを正していくことだけではありません．看護必要度の情報が意味する内容を説明し，評価精度が高まることと，看護の質との関係をわかりやすく説明できる力が必要になります．

以上の②や③は管理者レベルの方が実施すべき業務を示していますので本書では深くは取り上げませんが，中級者用として刊行された「ナーシング・トランスフォーメーション」[4)] で詳しく説明をしています．

初級者用である本書の学習修了後は，ぜひ「ナーシング・トランスフォーメーション」を用いた学習も進めてください．

4）拙著『ナーシング・トランスフォーメーション―看護必要度によるリスキリング―』ヘルスケアテクノ出版，2022年3月を参照して下さい．第3章(p.60-84)には多職種協働のための前提要件としての看護必要度データの加工や読み方，第4章（p.76-87）には多職種協働の実際として看護師や多職種からみた協働に必要な具体的な取り組みが記されています．

第Ⅰ章

図表 14　看護必要度データを活用する＝医療・介護サービスを動かす基盤（プラットフォーム）を得るということ

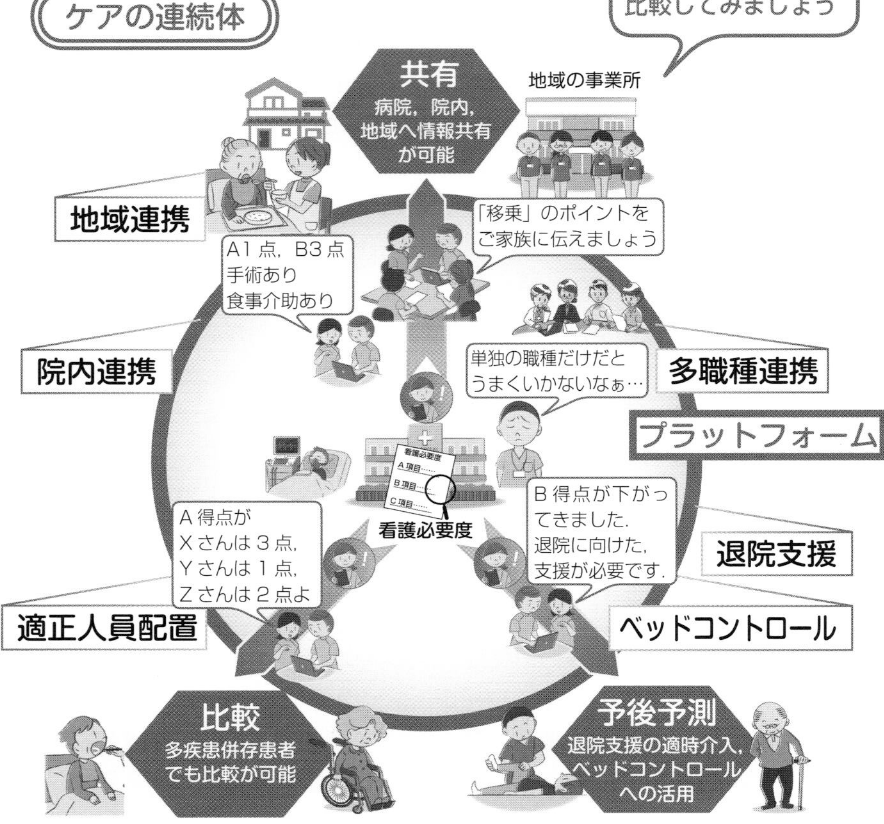

P22（図表 8）と
比較してみましょう
ケアの連続体
共有
病院，院内，
地域へ情報共有
が可能
地域の事業所
地域連携
「移乗」のポイントを
ご家族に伝えましょう
A1 点，B3 点
手術あり
食事介助あり
院内連携
単独の職種だけだと
うまくいかないなぁ…
多職種連携
プラットフォーム
看護必要度
A 項目……
B 項目……
C 項目……
看護必要度
B 得点が下がってきました．
退院に向けた，
支援が必要です．
退院支援
A 得点が
X さんは 3 点，
Y さんは 1 点，
Z さんは 2 点よ
適正人員配置
ベッドコントロール
比較
多疾患併存患者
でも比較が可能
予後予測
退院支援の適時介入，
ベッドコントロール
への活用

3）有効活用のための業務チェックリスト

本書は，看護必要度の評価を主に担う看護師や院内の多職種が参加する看護必要度の初任者研修会でのテキストでの使用を目的として，創られました．この院内研修には，看護師だけでなく，ぜひ他の職種に参加を呼びかけ，看護必要度評価に対しては病院全体さらには地域を含めて理解をしてもらうことを強く推奨します．

これは患者の状態情報を多方面から収集できることだけでなく，看護師の業務の負担軽減にもつながるからです．もちろん，患者に提供するサービスの質も向上します．これまでに，①で示した評価者としてのＡさん，②の病棟管理者のＢさん，③の院内の監査担当のＣさんの３者の立場から，現場で起こりやすい「評価することだけが目的化される」という状況を打破するために，看護必要度の活用に向けた取り組みの具体例を紹介しました．

現場のスタッフレベルのＡさんと，病棟管理者レベルのＢさん，部門管理者レベルのＣさん，それぞれで取り組む目標は異なります．

しかし，３名共に看護必要度の持つ機能を理解すること，そして，患者の状態情報を把握し，これらを総合化したデータから，病棟全体の業務を把握し，これを分析する．そして，分析した結果を共有するという３つのSTEPを意識することは，自らの仕事がいかに重要かを理解することにつながります．

図表15　多職種が参加する看護必要度評価にかかわる院内研修会のイメージ

看護必要度評価を各職種でつけること
でより患者へのケアに活用しましょう

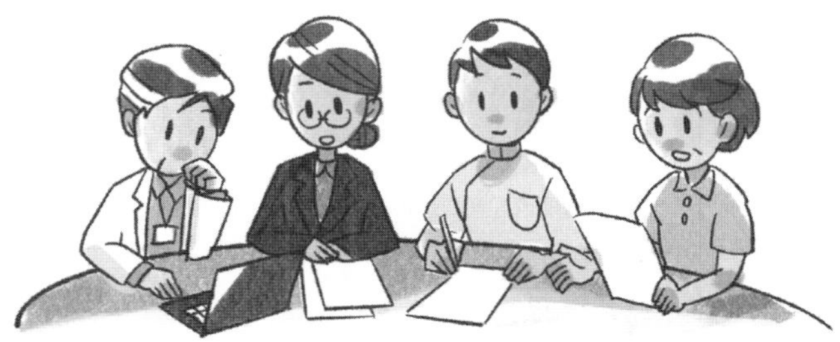

『多職種研修会のメニュー』
1）看護必要度の目的，成り立ち，可視化の意味
2）電子カルテ上の閲覧画面，得点や得点の経過が示す意味の説明
3）他施設や地域との共通言語となる
4）どのスタッフも統一したケアが提供できる
5）看護必要度の記録が自立支援，退院支援の重要な情報となる
6）院内だけでなく，地域のスタッフとの共通言語となる

それぞれのレベルで，看護必要度を有効活用できているかを確認するために，図表 16 のチェックリストを参照し，日課として，活用するとよいでしょう．

図表 16　レベル別の 看護必要度評価のための有効活用のための業務チェックリスト例

STEP1　初級　**看護必要度データから患者の状態を把握してみる**

どのように行うか（いつ，どのデータ）

どのようなことがわかり，何を業務に活用するか

STEP2

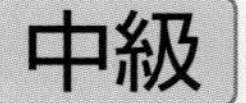

中級　**看護必要度データから患者の状態を伝えてみる**

どのように行うか（いつ，どのデータ）

どのようなことがわかり，何を業務に活用するか

STEP3

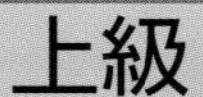

上級　**看護必要度データから患者の状態を把握し，計画を立ててみる**

どのように行うか（いつ，どのデータ）

どのようなことがわかり，何を業務に活用するか

日々の実践における看護必要度の活用

スタッフレベル

活用のチェックリスト（例）

- □ 受け持ち患者の確認
- □ 業務タスク作成
- □ 申し送り
- □ 看護計画の立案
- □ ケアの改善
- □ カンファレンス

病棟（ユニット）マネジメントにおける看護必要度の活用

病棟管理者レベル

活用のチェックリスト（例）

- □ 病棟全体の重篤患者割合の確認
- □ 病棟全体の看護必要度得点の確認
- □ 病棟の患者個々の看護必要度得点の確認
- □ 業務調整，ベッドコントロール

組織マネジメントへの看護必要度の活用

部門管理者レベル

活用のチェックリスト（例）

- □ 看護必要度の定期監査によるエラー割合
- □ 看護必要度の根拠となる記録の状況確認
- □ 看護必要度評価への多職種の関わりの確認
- □ 退院時カンファレンスにおける看護必要度データの活用の確認

4.　2024（令和 6）年度診療報酬改定に係る看護必要度の評価項目の変更等

1）「一般病棟用の重症度，医療・看護必要度」

2024（令和 6）年度の診療報酬改定では，急性期入院一般料 1 の算定に大きく関わる該当患者の基準や，その割合について，大きな変更がありました．

前述したように，急性期入院一般料 1 では，「一般病棟用の重症度，医療・看護必要度（以下，看護必要度）」の該当患者の基準としては，①「A3 点以上」又は「C1 点以上」に該当する割合が一定以上，割合②「A2 点以上」又は「C1 点以上」と，該当する割合が 2 つに区分され，必要度Ⅰの場合，割合①が2割1分，割合②が2割8分，必要度Ⅱの場合は，割合①：2割，割合②：2割7分となり，①と②の該当割合の両者を満たすことが求められています．

A 項目についての定義や，評価方法の変更としては，「創傷処置」と「呼吸ケア（喀痰吸引のみの場合を除く）」の評価方法は必要度Ⅱに統一されました．つまり，「創傷処置①創傷の処置（褥瘡の処置を除く）」，「呼吸ケア」については，必要度Ⅰの場合でも，必要度Ⅱにおけるレセプト電算処理システム用コード一覧に掲げる診療行為を実施したときに限り，評価の対象となります．また，「創傷処置」の「重度褥瘡処置」に係る診療行為は除外されます．

2022 年以降に新たな項目として示された「注射薬剤 3 種類以上の管理は，注射により投与した薬剤の種類数が 3 種類以上であって，当該注射に係る管理を行った場合に評価するとされていました．ただし，当該注射薬剤の投与が評価日に評価対象病棟で投与されていること，かつ看護職員による管理がなされている必要があり，同時に投与されている必要はありません」とされてきました．今回の改定では，対象薬剤から高齢者に使われることが多かった「アミノ酸・糖・電解質・ビタミン」等の静脈栄養に関する薬剤は除外されます．

また，入院期間中に初めて該当した日から 7 日目までを評価対象の候補日とし，評価項目名が「注射薬剤 3 種類以上の管理（最大7日間）」となり，初めて該当した日以降に他の入院料を算定する病棟または病室に転棟した場合であっても，初めて該当した日から起算して 7 日以内であるときが評価の対象とされています．

「専門的な治療・処置」の「①抗悪性腫瘍剤の使用（注射剤のみ）」，「②抗悪性腫瘍剤の内服の管理」については，入院での使用率がそれぞれ60%未満，70%未満の薬剤を対象にしないことになり，コード一覧から削除されました．

このように，細かい規定がなされていることから，注射薬剤については，薬剤師との協働は必須となります．薬剤師と共にこれらの項目の定義を確認し，正しい評価ができるような仕組みを構築しなければなりません．

さらに，「専門的な治療・処置」の項目のうち，「抗悪性腫瘍剤の使用（注射剤のみ）」と「抗悪性腫瘍剤の内服の管理」については，対象薬剤を入院での使用割合によって除外し，「抗悪性腫瘍剤の使用（注射剤のみ）」，「麻薬の使用（注射剤のみ）」，「昇圧剤の使用（注射剤のみ）」，「抗不整脈薬の使用（注射剤のみ）」，「抗血栓塞栓薬の使用」及び「無菌治療室での治療」の評価得点は，2点から3点に変更となりました．

「救急搬送後の入院」及び「緊急に入院を必要とする状態」については，評価日数が2日間へと大きく短縮されました．

C項目については，対象手術及び評価日数は入院での実施率が9割以上である手術等が評価対象になるよう，コード一覧の見直しが行われました．C項目は，以下の項目の評価日数が短縮されました．

「開頭手術」13日間→11日間，「開胸手術」12日間→9日間，「開腹手術」7日間→6日間，「骨の手術」11日間→10日間，「胸腔鏡・腹腔鏡手術」5日間→4日間，「救命等に係る内科的治療①～③」5日間→4日間，「別に定める手術」6日間→5日間といったように，ほぼ見直され，日数は短縮されています．

その他にも評価対象患者の変更として，短期滞在手術等基本料を算定する患者を対象から除外するとの記載が削除され，これらの患者は追加されます．

2）必要度Ⅱの要件化の拡大

看護必要度は，評価方法の違いから，看護必要度Ⅰと呼ばれる看護師等による患者の状態を評価する方法と，看護必要度Ⅱという電子カルテシステム等を利用した評価の2種類があります．

看護必要度Ⅱの評価は，看護師による評価結果が安定し，精度が高められたことから，看護師による直接評価によって重症と規定された患者における処置や薬剤処方の情報を分析することで示された判定基準です．つまり，看護必要度Ⅱでの重症患者の判定基準は，看護必要度Ⅰからうまれたものです．

第I章

図表 17 「重症度，医療・看護必要度」の該当患者割合の基準値の改定前後の比較（概要）

● 急性期一般入院料 1，特定機能病院入院基本料 7 対 1 及び専門病院入院基本料 7 対 1 における該当患者の基準及び割合の基準について，
① 「A3 点以上」又は「C1 点以上」に該当する割合が一定以上であること．
② 「A2 点以上」又は「C1 点以上」に該当する割合が一定以上であることの両者を満たすことを施設基準とする．

	必要度Ⅰ ＊従来の評価方法		必要度Ⅱ ＊診療実績データを使用	
	改定前	改定後	改定前	改定後
▼一般病棟入院基本料＊（ ）内は許可病床 200 床未満の場合				
急性期一般入院料 1	(28%)	廃止 ＊（① 21%かつ ② 28%）	28% (25%)	① 20% かつ ② 27%
▼7 対 1 入院基本料				
特定機能病院入院基本料	—	—	28%	① 20% かつ ② 27%
専門病院入院基本料	30%	① 21%かつ ② 28%	28%	① 20% かつ ② 27%
結核病棟入院基本料	10%	8%	8%	7%

	必要度Ⅰ 改定前	必要度Ⅰ 改定後	必要度Ⅱ 改定前	必要度Ⅱ 改定後
▼一般病棟入院基本料＊（ ）内は許可病床 200 床未満の場合				
急性期一般入院料 2	27% (25%)	22%	24% (22%)	21%
急性期一般入院料 3	24% (22%)	19%	21% (19%)	18%
急性期一般入院料 4	20% (18%)	16%	17% (15%)	15%
急性期一般入院料 5	17%	12%	14%	11%
急性期一般入院料 6	継続的に測定	継続的に測定	継続的に測定	継続的に測定
▼その他入院料				
地域包括医療病棟入院料	—	① 16%かつ ② 50%	—	① 15%かつ ② 50%
地域包括ケア病棟入院料 特定一般病棟入院料（注 7） 必要があって地域包括ケア入院医療管理が行われた場合	12%	10%	8%	8%（変更なし）
▼加算				
看護必要度加算 1	22%	18%	20%	17%
看護必要度加算 2	20%	16%	18%	15%
看護必要度加算 3	18%	13%	15%	12%
総合入院体制加算 1	33%	33%（変更なし）	30%	32%
総合入院体制加算 2	33%	31%	30%	30%（変更なし）
総合入院体制加算 3	30%	28%	27%	27%（変更なし）
急性期看護補助体制加算	7%	6%	6%	5%
看護職員夜間配置加算	7%	6%	6%	5%
看護補助加算 1	5%	4%	4%	3%

＊許可病床数が 200 床未満であって，必要度Ⅱを用いて評価を行うことに正当な理由があるもの

看護必要度Ⅰは，測定に際し，看護師の高い専門性の裏付けを要求しますが，看護必要度Ⅱは，いわば患者に投下した薬剤の種類や量，検査，手術の有無などによる資源の消費を評価するだけとなります．看護必要度Ⅱの情報だけでは，看護の適正さを評価することはできません．しかし，厚生労働省は，データ収集が容易な看護必要度Ⅱを要件とする対象病棟の拡大を年々，すすめています．

2024 年度の改定では，図表 18 に示したように急性期一般入院料 1 は，電子カルテ未導入の病院を除いて，すべて「必要度Ⅱ」となりました．また，急性期一般入院料 2 と 3 でも病床が「200 ～ 400 未満」も「必要度Ⅱ」とされました．

3）「地域包括医療病棟入院料」の新設

今回の改定で，新設された地域包括医療病棟入院料では，一般病棟用の「必要度Ⅰ」または「必要度Ⅱ」を用いた測定をすることになります．

この病棟では，急性期一般病棟入院料 1 やハイケアユニット入院医療管理料と同様に該当患者基準が 2 つに区分され，基準①は，「A 得点が 2 点以上かつ B 得点が 3 点以上の患者」，「A 得点が 3 点以上の患者」，「C 得点が 1 点以上の患者」のいずれかに該当する重症患者割合が 16%，基準②は，「入棟初日の B 得点が 3 点以上の患者」が 50% 以上であることとなりました．

図表 18　必要度Ⅱを用いた評価の要件化

	現行	改定案
急性期一般入院料 1	200 床以上	すべて（※）
急性期一般入院料 2・3	400 床以上	200 床以上
急性期一般入院料 4・5	400 床以上	400 床以上

（※）許可病床数が 200 床未満で，電子カルテシステムを導入しない場合を除く

［経過措置］

令和 6 年 3 月 31 日時点において現に急性期一般入院料 1 に係る届出を行っている病棟（許可病床数が 200 床未満の保険医療機関の病棟に限る）または，急性期一般入院料 2 ～ 3 の届出を行っている病棟（許可病床数が 200 床以上 400 床未満の保険医療機関の病棟に限る）については，令和 6 年 9 月 30 日までの間に限り，当該要件に該当するものとみなす．

また，看護必要度Ⅰの基準①での該当患者割合は 16%，Ⅱでは 15%とされ，基準②は，ⅠとⅡで共通で 50%と示され，急性期一般入院料４と同等の基準とされています．

4）新設病棟以外の該当（重症）患者割合の改定

前回改定における看護必要度の見直しにより，一定程度の医療機関が基準を満たさなくなることが想定されていたにもかかわらず，実際には急性期一般入院料１の病床数は増加しました．

このように厚生労働省では，数十年にわたって，医療費の増加に大きな影響を与える，この入院基本料が高い７対１を算定できる病棟の抑制を目指してきましたが，うまくいっていません．

このことは，厚生労働省だけでなく，財務省等，社会保障財源の増加を課題と考える多くの関係者から問題視されました．その結果，2024 年度の改定では，病床数を適正化できるような施策を検討すべきとの強い意向が示され，急性期一般入院料１の平均在院日数，該当患者割合の基準やその割合は，後述するような厳しい設定とされました．

まず，急性期一般入院料１は，平均在院日数の基準は 16 日以内とされ，該当患者割合の基準の①は 20%，該当患者割合②については，27%とされました．これは，急性期一般入院料１が他の急性期一般入院料と比べて，A 得点２点以上の割合，基準２（A 得点３点以上）に該当する割合，基準３（C 得点１点以上）に該当する割合が高く，加えて，「専門的な治療・処置」及び「救急搬送後の入院 / 緊急に入院を必要とする状態」の該当割合が，特に入院初期で高いためと説明されています．

また基準１（A 得点２点以上かつ B 得点３点以上）のみによる必要度基準に該当する場合において，「専門的な治療・処置」は A 得点２点となっている場合が多いことを踏まえ，急性期医療が必要な患者を B 項目の状況によらないこととし，「専門的な治療・処置」の項目の配点の変更がされました．

ただし，重症患者の判定基準から，B 項目の評価結果は反映されませんが，引き続き B 項目の評価は必要とされており，毎日の評価が求められています．

さらに，急性期一般入院料２から５までにおける看護必要度については，上記の急性期一般入院料１での対応を踏まえ，見直した結果，前回の改定と同じく，基準１（「A ２点以上かつ B ３点以上」），基準２（「A ３点以上」），基準３

（「C１点以上」）に該当する患者を重症（該当）患者の基準とされました．また，その割合（該当患者割合）については，看護必要度ⅠとⅡの間に一定の差が設けらており，図表 19 に示した通りとなっています．

図表 19 「重症度，医療・看護必要度」の見直し

	該当患者割合の基準（見直し後）	
	重症度，医療・看護必要度Ⅰ	重症度，医療・看護必要度Ⅱ
急性期一般入院料 1 [1)]	割合①：21% 割合②：28%	割合①：20% 割合②：27%

- 該当患者基準 2 区分と B 項目の除外は，急性期一般入院料 1 のみ．
- 該当患者割合①：「A 3 点以上」又は「C 1 点以上」に該当する患者の割合
  該当患者割合②：「A 2 点以上」又は「C 1 点以上」に該当する患者の割合
  重症度，医療・看護必要度Ⅰは，該当患者割合①：21%，該当患者割合② 28%

	重症度，医療・看護必要度Ⅰ	重症度，医療・看護必要度Ⅱ
急性期一般入院料 2 [2)]	22%	21%
急性期一般入院料 3 [2)]	19%	18%
急性期一般入院料 4 [3)]	16%	15%
急性期一般入院料 5 [3)]	12%	11%
急性期一般入院料 6	—	—

1）許可病床数 200 床未満の医療機関で，重症度，医療・看護必要度Ⅱを用いて評価を行うことが困難な場合は，重症度，医療・看護必要度Ⅰを用いての評価は可能
2）許可病床数が 200 床以上の医療機関は，重症度，医療・看護必要度Ⅱを用いて評価を行う
3）許可病床数が 400 床以上の医療機関は，重症度，医療・看護必要度Ⅱを用いて評価を行う

〈参考〉見直し前の基準

		該当患者割合の基準	
		重症度，医療・看護必要度Ⅰ	重症度，医療・看護必要度Ⅱ
急性期一般入院料 1	許可病床 200 床以上	—	28%
	許可病床 200 床未満	28%	25%
急性期一般入院料 2	許可病床 200 床以上	27%	24%
	許可病床 200 床未満	25%	22%
急性期一般入院料 3	許可病床 200 床以上	24%	21%
	許可病床 200 床未満	22%	19%
急性期一般入院料 4	許可病床 200 床以上	20%	17%
	許可病床 200 床未満	18%	15%
急性期一般入院料 5		17%	14%
急性期一般入院料 6		—	—

5)「特定集中治療室用及びハイケアユニット用の重症度，医療・看護必要度」

① 特定集中治療室

評価項目及び評価方法に関する見直しとして，「輸液ポンプの管理」の項目が削除され，「特定集中治療室用の重症度，医療・看護必要度Ⅰ」の評価方法が廃止されました．該当患者の基準はA得点2点以上に変更となり．また,「特定集中治療室管理料５・６」が新設されました．

「特定集中治療室管理料１・２」は，重症度，医療・看護必要度Ⅱによる評価で基準を満たす患者が８割以上,「特定集中治療室管理料３・４」と「特定集中治療室管理料５・６」は，基準を満たす患者が７割以上とされました．

入院料としては，特定集中治療室管理料５～６が新設され，「特定集中治療室用の重症度，医療・看護必要度Ⅱ」を用いた測定及び評価をすることになりました．該当（重症）患者の判定基準が見直され，該当患者の条件は，「A得点２点以上」に変更されました．

加算については，重症患者対応体制強化加算を算定する場合の「特殊な治療法等」に該当する患者の基準について，「直近６ヶ月」での集計を求められることになっています．

さらに，特定集中治療室管理料１～４を算定する場合の患者指標として，重症度，医療・看護必要度による基準に加えて，SOFAスコアを用いた基準を併用することとされました．特定集中治療室管理料１～２を算定する場合は，直近１年間において新たに当該治療室に入室した患者のうち，入室日のSOFAスコア５以上の患者の割合が10%以上であることが要件とされています．

一方，特定集中治療室管理料３～４を算定する場合は，直近１年間において新たに当該治療室に入室した患者のうち，入室日のSOFAスコア３以上の患者の割合が10%以上であることが要件とされています．ただし，いずれも15歳未満の小児は対象外となります．

② ハイケアユニット

評価項目及び評価方法に関する見直しとして，「ハイケアユニット用の重症度，医療・看護必要度Ⅱ（以下，必要度Ⅱ)」として，レセプト電算処理システム用コードを用いた評価方法が導入されることになりました．

必要度Ⅰ（従来の評価方法）においても，「創傷処置①創傷の処置（褥瘡の処置を除く）」，「呼吸ケア」については，必要度Ⅱにおけるレセプト電算処理システム用コード一覧に掲げる診療行為を実施したときに限り，評価の対象となるとされました．

また各評価項目に関しては，「心電図モニターの管理」及び「輸液ポンプの管理」の項目は，ハイケアユニットに入室しているほぼ全ての患者で該当していたことから削除されました．さらに，「創傷処置」及び「呼吸ケア」は，必要度Ⅱで対象となる診療行為を実施した場合に評価することになり，「創傷処置」から褥瘡の処置は除外されました．

「点滴ライン同時３本以上の管理」は，「注射薬剤３種類以上の管理（最大７日間）」に変更され，必要度Ⅰ・Ⅱそれぞれ，一般病棟用の必要度Ⅰ・Ⅱの同評価項目と同様，レセプト電算処理システム用コードを用いた評価が導入されることになりました．

以上の改定には，経過措置が設けられ，令和６年３月 31 日時点において現に救命救急入院料１または救命救急入院料３に係る届出を行っている治療室にあっては，令和６年９月 30 日までの間に限り，令和６年度改定前のハイケアユニット用の重症度，医療・看護必要度に係る評価票を用いて評価をしても差し支えないとされています．

該当患者の判定基準や該当患者割合の見直しとして，B 項目を用いた判定基準はなくなりましたが，一般急性期入院料と同様に引き続き，B 項目の評価は必要です．

該当患者については，急性期一般入院料１と同様に２種類の判定基準別に該当割合が設定され，「基準①が一定以上かつ基準②が一定以上」であることが要件となりました．

まず，「ハイケアユニット入院医療管理料１」における基準①では，「蘇生術の施行」，「中心静脈圧測定（中心静脈ライン）」，「人工呼吸器の管理」，「輸血や血液製剤の管理」，「肺動脈圧測定（スワンガンツカテーテル）」，「特殊な治療法等」のいずれかに該当する患者の割合が 15%以上，基準②として，A 項目のうちいずれかに該当する患者の割合が 80%以上となりました．

また，ハイケアユニット入院医療管理料２においては，該当患者割合として，基準①が 15%，②が 65%とされています．看護必要度ⅠとⅡは共通です．

ただし，評価対象患者は，必要度Ⅱの場合は，歯科の入院患者（同一入院中に医科の診療も行う期間については除く.）は，対象から除外することが記載されました.

今回の改定によって，病院は地域でどのような役割を果たしてきたか，今後，果たすべきかを改めて問い直すことが必要となります.

急性期一般入院料 1 をはじめとした，いわゆる急性期病床の見直しは 2026（令和 8）年度の次期改定につながることが予想されています.

今後 2 年間で病院は，急性期一般 1（旧 7 対 1）の維持か，急性期一般 2 や 3（看護配置は 10 対 1）などへ転換をすべきか，あるいは，新設された地域包括医療病棟，地域包括ケア病棟を主とした病院にすべきか等を見極めなければならなくなったということです.

先に述べたように，自院の現在の医療機能を冷静に分析し，自らの病院が存立する第二次医療圏の他病院の動向や患者動向を，これからの高齢化，少子化，過疎化といった各要素を鑑みて，この 2 年間で決定しなければならなくなったのです.

図表20　重症度，医療・看護必要度に関する概要（一覧表）

入院料等	評価指標	該当患者		必要度Ⅰ ＊従来の評価方法		必要度Ⅱ ＊診療実績データを使用	
		改定前	改定後	改定前	改定後	改定前	改定後
▼一般病棟入院基本料　＊()内は許可病床200床未満の場合							
急性期一般入院料1	一般病棟用 許可病床数200床未満で必要度Ⅱを用いることが困難であることについて正当な理由があるものを除く	「A2点以上かつB3点以上」or「A3点以上」or「C1点以上」	①「A3点以上」or「C1点以上」かつ②「A2点以上」or「C1点以上」	28%	廃止（①21%かつ②28%）	28%（25%）	①20%かつ②27%
急性期一般入院料2	・許可病床数200床以上→「必要度Ⅱ」 ・許可病床数200床未満→「必要度Ⅰ」or「必要度Ⅱ」		変更なし 「A2点以上かつB3点以上」or「A3点以上」or「C1点以上」	27%（25%）	22%	24%（22%）	21%
急性期一般入院料3				24%（22%）	19%	21%（19%）	18%
急性期一般入院料4	・許可病床数400床以上→「必要度Ⅱ」 ・許可病床数400床未満→「必要度Ⅰ」or「必要度Ⅱ」			20%（18%）	16%	17%（15%）	15%
急性期一般入院料5				17%	12%	14%	11%
急性期一般入院料6	「必要度Ⅰ」or「必要度Ⅱ」			継続的に測定			
地域一般入院料1				継続的に測定			
▼7対1入院基本料							
特定機能病院入院基本料	一般病棟用 「必要度Ⅱ」	「A2点以上かつB3点以上」or「A3点以上」or「C1点以上」	①「A3点以上」or「C1点以上」かつ②「A2点以上」or「C1点以上」	—	—	28%	①20%かつ②27%
専門病院入院基本料	「必要度Ⅰ」or「必要度Ⅱ」			30%	①21%かつ②28%	28%	①20%かつ②27%
結核病棟入院基本料	「必要度Ⅰ」or「必要度Ⅱ」		変更なし 「A2点以上かつB3点以上」or「A3点以上」or「C1点以上」	10%	8%	8%	7%
▼その他入院料							
地域包括ケア病棟入院料 地域包括ケア病棟入院医療管理料 特定一般病棟入院料（注7）（必要があって地域包括ケア入院医療管理が行われた場合）	一般病棟用 「必要度Ⅰ」or「必要度Ⅱ」（A項目・C項目）	「A1点以上」or「C1点以上」	変更なし 「A1点以上」or「C1点以上」	12%	10%	8%	8%（変更なし）
＊救命救急入院料1・3	HCU用	「A3点以上」かつ「B4点以上」	＊①A項目の一部項目が一定以上かつ②A項目のいずれかが一定以上	継続的に測定			
救命救急入院料2・4 特定集中治療室管理料1を満たす場合	ICU用 「必要度Ⅱ」	「A3点以上」	「A2点以上」	80%	廃止	80%	80%
救命救急入院料2・4 特定集中治療室管理料3を満たす場合				70%	廃止	70%	70%
新設：地域包括医療病棟入院料	一般病棟用 「必要度Ⅰ」or「必要度Ⅱ」	—	①「A2点以上かつB3点以上」or「A3点以上」or「C1点以上」かつ②入棟初日にB3点以上	—	①16%かつ②50%	—	①15%かつ②50%
回復期リハビリテーション病棟入院料1・2	日常生活機能評価票 ＊FIMによる評価の場合を除く	「10点以上」	変更なし 「10点以上」	重症患者が新規入院患者のうち40%以上，また新規入院時に重症であった患者のうち，30%以上が退院時に4点以上改善（変更なし）			
回復期リハビリテーション病棟入院料3・4				重症患者が新規入院患者のうち30%以上，また新規入院時に重症であった患者のうち，30%以上が退院時に3点以上改善（変更なし）			

回復期リハビリテーション病棟入院料5	日常生活機能評価票 ＊FIM による評価の場合を除く	「10 点以上」	変更なし 「10 点以上」	継続的に測定			
新設：回復期リハビリテーション医療管理料							重症患者が新規入院患者のうち30%以上，また新規入院時に重症であった患者のうち，30%以上が退院時に3点以上改善
特定機能病院リハビリテーション病棟入院料				重症患者が新規入院患者のうち 50%以上（変更なし）			
▼管理料							
脳卒中ケアユニット入院医療管理料	一般病棟用 「必要度Ⅰ」 or「必要度Ⅱ」	「A2 点以上かつB3 点以上」 or「A3 点以上」 or「C1 点以上」	変更なし 「A2 点以上かつ B 3点以上」 or「A3 点以上」 or「C1 点以上」	継続的に測定			
＊ハイケアユニット入院医療管理料 1	HCU 用	「A3 点以上かつB4 点以上」	＊①A 項目の一部項目が一定以上かつ②A 項目のいずれかが一定以上	80%	① 15%かつ ② 80%	—	① 15%かつ ② 80%
＊ハイケアユニット入院医療管理料 2				60%	① 15%かつ ② 65%	—	① 15%かつ ② 65%
特定集中治療室管理料 1・2	ICU 用 「必要度Ⅱ」	「A3 点以上」	「A2 点以上」 SOFA5 点以上 10%	80%	廃止	70%	80%
特定集中治療室管理料 3・4			「A2 点以上」 SOFA3 点以上 10%	70%		60%	70%
新設：特定集中治療室管理料 5・6			「A2 点以上」	—	—	新設	70%
▼加算							
看護必要度加算 1	一般病棟用 「必要度Ⅰ」 or 「必要度Ⅱ」	「A2 点以上かつB3 点以上」 or「A3 点以上」 or「C1 点以上」	変更なし 「A2 点以上かつ B 3点以上」 or「A3 点以上」 or「C1 点以上」	22%	18%	20%	17%
看護必要度加算 2				20%	16%	18%	15%
看護必要度加算 3				18%	13%	15%	12%
総合入院体制加算 1		「A2 点以上」 or「C1 点以上」	変更なし 「A2 点以上」 or「C1 点以上」	33%	33% （変更なし）	30%	32%
総合入院体制加算 2				33%	31%	30%	30% （変更なし）
総合入院体制加算 3				30%	28%	27%	27% （変更なし）
急性期看護補助体制加算 急性期一般入院基本料，特定機能病院入院基本料（一般病棟）の7対1又は10対1 専門病院入院基本料7対1又は10対1		「A2 点以上かつB3 点以上」 or「A3 点以上」 or「C1 点以上」	変更なし 「A2 点以上かつ B 3点以上」 or「A3 点以上」 or「C1 点以上」	7%	6%	6%	5%
看護職員夜間配置加算 急性期一般入院基本料，特定機能病院入院基本料（一般病棟）の7対1又は10対1 専門病院入院基本料（7対1又は10対1）				7%	6%	6%	5%
看護補助加算 1 地域一般入院基本料 1.2 13対1入院基本料				5%	4%	4%	3%
看護職員夜間配置加算 地域包括ケア病棟入院料の注7	「必要度Ⅰ」（B項目のうち，「診療・療養上の指示が通じる」「危険行動」）	「診療・療養上の指示が通じる」or「危険行動」に該当	変更なし 「診療・療養上の指示が通じる」 or「危険行動」に該当	30%	30% （変更なし）	—	—
重症患者対応体制強化加算 （特定集中治療室管理料1～6） 救命救急入院料2．4	ICU	「特殊な治療法等」に該当	「特殊な治療法等」に該当	15%	—	15%	直近6ヶ月間で15%

＊救命救急入院料１・3，＊ハイケアユニット入院医療管理料１・2
①が一定以上かつ②が一定以上であること
①：モニタリング及び処置等に係る項目のうち，蘇生術の施行，中心静脈圧測定（中心静脈ライン），人工呼吸器の管理，輸血や血液製剤の管理，肺動脈圧測定（スワンガンツカテーテル）又は特殊な治療法等（CHDF,IABP,PCPS,補助人工心臓,ICP測定,ECMO,IMPELLA）のうち１項目以上に該当
②：モニタリング及び処置等に係る項目のいずれか１項目以上に該当
患者の状況等に係る得点（B 得点）については，基準の対象ではないが，毎日評価を行うこと．

病院のあり方を決めるうえで，急激にすすむ高齢化をどのように考えるかは，とても重要な点ですが，高齢化は，入退院を繰り返す高齢患者を増大させ，「ケアの連続体（場所が変わってもケアが必要な人を継続的に支える仕組み）」の拡大を求めることになりました．これからは，病院は地域の専門職と連携しなければ，ケアの連続体を拡大できませんし，これを拡大できなければ，病院は存立できないということです．

このようなケアの連続体の拡大に際しても，入院時と退院時の看護必要度の得点を地域の専門職間で共有することができれば，当該患者に必要な看護や介護，生活支援サービスの内容を考えるうえで，貴重な情報を共有できます．

以上の点からも病院と地域をつなぐことができる看護必要度は，現在，国でその構築を進める地域包括ケアシステム（可能な限り，その人らしく最期まで，地域で暮らすことができるようケアが必要な人を支えるサービス提供の仕組み）においても有益なツールとなります．

第Ⅱ章

実践から学ぶ
看護必要度

この章では，看護必要度のA，B，Cの３種類の評価項目を学んでいきます．

また，必要度Ⅰと必要度Ⅱの違いや，コード一覧による評価も学びます．

看護必要度の評価項目やその定義は２年ごとに変わります．

2024（令和６）年度の診療報酬改定では，それぞれの評価がどのようになっているのか，A,B,Cの３種類の項目ごとに説明していきます．

なお，第Ⅱ章の「実施項目」「管理項目」「併用項目」などの考え方や問題のたて方については，『看護必要度Q＆A第５版（2022，オーム社)』を参考にしました．

もう一度，この本の使い方を説明します

・本書「必携 入門看護必要度」

この本は，**第Ⅰ章 基本から学ぶ看護必要度**，**第Ⅱ章 実践から学ぶ看護必要度**，**第Ⅲ章 看護必要度 2024（令和 6）年度 診療報酬改定における「重症度，医療・看護必要度」に係る評価票 評価の手引き**の 3 章から成り立っています．さらに定義などをまとめたコンパクトな携帯用のポケット版も用意しました．

第Ⅰ章の基本から学ぶ看護必要度では，「看護必要度」を理解するための基本知識を解説しました．

第Ⅱ章の実践から学ぶ看護必要度は，下記のように構成されています．

A 項目を評価してみましょう．

A 項目の構成と A 項目の評価の根拠と考え方を理解し，ビデオ（QR コードに組み込まれたビデオ教材）を使ってコード型での評価を学んでいきます．

B 項目を評価してみましょう．

B 項目の構成と B 項目の評価の根拠と考え方を理解し，事例とビデオ（QR コードに組み込まれたビデオ教材）を用いて評価の方法を学んでいきます．

C 項目を評価してみましょう．

C 項目の構成と C 項目の評価の根拠と考え方を理解し，巻末の最新のコード一覧から自病棟用の確認表を作成し，多職種間で評価が正しいか話し合ってみましょう．

確認しましょう！

あなたの病院にある病棟（入院料等）をチェックしましょう.

- □ 一般病棟
  - □急性期一般入院料 1
  - □急性期一般入院料 2・3
  - □急性期一般入院料 4・5
  - □急性期一般入院料 6
- □ 療養病棟
- □ 結核病棟
- □ 精神病棟
- □ 地域包括ケア病棟
- □ 地域包括医療病棟
- □ 特定機能病院（一般病棟）
- □ 特定機能病院（結核病棟）
- □ 特定機能病院（精神病棟）
- □ 専門病院
- □ 特定集中治療室
- □ ハイケアユニット
- □ 脳卒中ケアユニット
- □ 回復期リハビリテーション病棟
- □ 救命救急
  - □救命救急入院料 1・3
  - □救命救急入院料 2・4
- □ その他

あなたは今どこに所属していますか？

- □ 一般病棟
  - □急性期一般入院料 1
  - □急性期一般入院料 2・3
  - □急性期一般入院料 4・5
  - □急性期一般入院料 6
- □ 療養病棟
- □ 結核病棟
- □ 精神病棟
- □ 地域包括ケア病棟
- □地域包括医療病棟
- □ 特定機能病院（一般病棟）
- □ 特定機能病院（結核病棟）
- □ 特定機能病院（精神病棟）
- □ 専門病院
- □ 特定集中治療室
- □ ハイケアユニット
- □ 脳卒中ケアユニット
- □ 回復期リハビリテーション病棟
- □ 救命救急
  - □救命救急入院料 1・3
  - □救命救急入院料 2・4
- □ その他

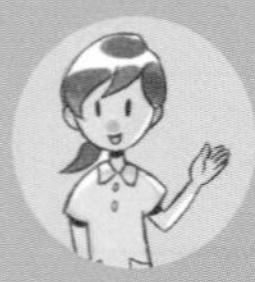

A 項目を評価してみましょう

Lesson

1：A 項目の構成について学びましょう

2：「実施項目」を学びましょう

3：「管理項目」を学びましょう

4：「併用型の項目（併用項目）」を学びましょう

5：「注射薬剤 3 種類以上の管理」の考え方は 2024（令和 6）年にも変更があります．新しい定義を学びましょう

6：必要度Ⅰのコード一覧による評価の方法を学びましょう

7：必要度Ⅱのコード一覧による評価の方法を学びましょう

8：A 項目の「根拠となる記録」を学びましょう

9：「実施項目」の記録について学びましょう

10：「管理項目」の記録を学びましょう

11：「医師の指示書」はどんな時に必要かを学びましょう

12：コード一覧による評価のこれまでの改定の経緯を学びましょう

13：レセプト電算処理システム用コードとは何かを学びましょう

ビデオを見て A 項目を評価しましょう

A 項目一覧

評価票		一般病棟 *1		ICU *2	HCU *3	
		必要度Ⅰ	必要度Ⅱ	必要度Ⅱ	必要度Ⅰ	必要度Ⅱ
A. モニタリング及び処置等						
1	創傷処置（褥瘡の処置を除く）	○	○		○	○
2	蘇生術の施行				○	○
3	呼吸ケア（喀痰吸引のみの場合を除く）	○	○			
3'	呼吸ケア（喀痰吸引のみの場合及び人工呼吸器の装着の場合を除く）				○	○
4	注射薬剤３種類以上の管理（最大７日間）	○	○		○	○
5	動脈圧測定（動脈ライン）			○	○	○
6	シリンジポンプの管理	○	○	○	○	○
7	中心静脈圧測定（中心静脈ライン）			○	○	○
8	人工呼吸器の管理			○	○	○
9	輸血や血液製剤の管理	○	○	○	○	○
10	肺動脈圧測定（スワンガンツカテーテル）			○	○	○
11	特殊な治療法等 （CHDF，IABP，PCPS，補助人工心臓，ICP 測定，ECMO，IMPELLA）			○	○	○
12	専門的な治療・処置					
	①抗悪性腫瘍剤の使用（注射剤のみ）	コード型	○			
	②抗悪性腫瘍剤の内服の管理	コード型	○			
	③麻薬の使用（注射剤のみ）	コード型	○			
	④麻薬の内服，貼付，座薬の管理	コード型	○			
	⑤放射線治療	○	○			
	⑥免疫抑制剤の管理（注射剤のみ）	コード型	○			
	⑦昇圧剤の使用（注射剤のみ）	コード型	○			
	⑧抗不整脈剤の使用（注射剤のみ）	コード型	○			
	⑨抗血栓塞栓薬の持続点滴の使用	コード型	○			
	⑩ドレナージの管理	○	○			
	⑪無菌治療室での治療	○	○			
13	救急搬送後の入院（２日間）	○				
13'	緊急に入院を必要とする状態（２日間）		○			

＊１　一般病棟用の重症度，医療・看護必要度に係る評価票Ⅰ・Ⅱ
＊２　特定集中治療室用の重症度，医療・看護必要度に係る評価票
＊３　ハイケアユニット用の重症度，医療・看護必要度に係る評価票

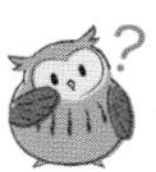

A 項目の評価得点を覚えましょう！　次ページ表参照

看護必要度 A 項目の評価得点一覧表

評価	一般病棟 *1				ICU *2			HCU *3			
	必要度 Ⅰ・Ⅱ				必要度Ⅱ			必要度 Ⅰ・Ⅱ			
A 項目．モニタリングおよび処置等	0点	1点	2点	3点	0点	1点	2点	0点	1点	基準①	基準②
創傷処置（褥瘡の処置を除く）	なし	あり	—	—				なし	あり		＊
蘇生術の施行								なし	あり	＊	＊
呼吸ケア（喀痰吸引のみの場合を除く）	なし	あり	—	—							
呼吸ケア（喀痰吸引のみの場合及び人工呼吸器の装着の場合を除く）								なし	あり		＊
注射薬剤３種類以上の管理（最大７日間）	なし	あり	—	—				なし	あり		＊
動脈圧測定（動脈ライン）					なし	—	あり	なし	あり		＊
シリンジポンプの管理	なし	あり	—	—	なし	あり	—	なし	あり		＊
中心静脈圧測定（中心静脈ライン）					なし	—	あり	なし	あり	＊	＊
人工呼吸器の管理					なし	—	あり	なし	あり	＊	＊
輸血や血液製剤の管理	なし	—	あり	—	なし	—	あり	なし	あり	＊	＊
肺動脈圧測定（スワンガンツカテーテル）					なし	—	あり	なし	あり	＊	＊
特殊な治療法等（CHDF,IABP,PCPS, 補助人工心臓 ,ICP 測定 ,ECMO,IMPELLA）					なし	—	あり	なし	あり	＊	＊
専門的な治療・処置											
① 抗悪性腫瘍剤の使用（注射剤のみ）	なし	—	—	あり							
② 抗悪性腫瘍剤の内服の管理	なし	—	あり	—							
③ 麻薬の使用（注射剤のみ）	なし	—	—	あり							
④ 麻薬の内服・貼付，坐薬の管理	なし	—	あり	—							
⑤ 放射線治療	なし	—	あり	—							
⑥ 免疫抑制剤の管理（注射剤のみ）	なし	—	あり	—							
⑦ 昇圧剤の使用（注射剤のみ）	なし	—	—	あり							
⑧ 抗不整脈剤の使用（注射剤のみ）	なし	—	—	あり							
⑨ 抗血栓塞栓薬の持続点滴の使用	なし	—	—	あり							
⑩ドレナージの管理	なし	—	あり	—							
⑪ 無菌治療室での治療	なし	—		あり							
Ⅰ：救急搬送後の入院 (2 日間）	なし	—	あり								
Ⅱ：緊急に入院を必要とする状態（2 日間）	なし	—	あり								

〈ハイケアユニット用の重症度，医療・看護必要度に係る基準〉

基準①：モニタリング及び処置等に係る項目のうち，蘇生術の施行，中心静脈圧測定（中心静脈ライン），人工呼吸器の管理，輸血や血液製剤の管理，肺動脈圧測定（スワンガンツカテーテル）又は特殊な治療法等（CHDF,IABP,PCPS, 補助人工心臓 ,ICP 測定 ,ECMO,IMPELLA）のうち１項目以上に該当

基準②：モニタリング及び処置等に係る項目のいずれか１項目以上に該当

なお，患者の状況等に係る得点（B 得点）については，基準の対象ではないが，毎日評価を行うこと．

基準①が一定以上かつ基準②が一定以上

※　回復期リハビリテーションの A 項目評価はありません．

＊１　一般病棟用の重症度，医療・看護必要度に係る評価票Ⅰ・Ⅱ
＊２　特定集中治療室用の重症度，医療・看護必要度に係る評価票
＊３　ハイケアユニット用の重症度，医療・看護必要度に係る評価票

1　A項目の構成について学びましょう

A項目は
①「実施項目」と②「管理項目」に分かれます.

①の「実施項目」には，以下の11項目があります.

- 創傷処置(褥瘡の処置を除く)
- 蘇生術の施行
- 呼吸ケア(喀痰吸引のみの場合及び人工呼吸器の装着の場合を除く)
- 動脈圧測定（動脈ライン）
- 中心静脈圧測定（スワンガンツカテーテル）
- 肺動脈圧測定
- 特殊な治療法等・専門的な治療
（CHDF,IABP,PCPS,補助人工心臓,ICP測定,ECMO,IMPELLA）
- 専門的な治療・処置⑤放射線治療
- 専門的な治療・処置⑪無菌治療室での治療
- 救急搬送後の入院
- 緊急に入院を必要とする状態

②の「管理項目」には，以下の5項目があります.

- 注射薬剤3種類以上の管理
- シリンジポンプの管理
- 人工呼吸器の管理
- 輸血や血液製剤の管理
- 専門的な治療・処置⑩ドレナージの管理

＊「呼吸ケア(喀痰吸引のみの場合を除く)」の評価は,人工呼吸器の場合は「管理項目」に該当します. それ以外(酸素吸入，体位ドレナージ，スクウィージング)の場合は,「実施項目」に該当します.

2 「実施項目」を学びましょう

今回のパンデミックの際には，専門的な治療・処置に含まれる「無菌室での治療」が行われましたが，実施項目は看護師が実際に関わり，処置などを実施したことを評価する項目です．

これらの項目は，評価として対象となる場所が決められており，基本的には病棟内での実施によって評価をすることができます．

ここが大事

「蘇生術の施行」は，蘇生を目的に施行されたことが前提になりますので，蘇生術といった行為がなされたとしても前提条件が合致していなければ評価の対象にはなりません．

Point

日々の看護必要度の評価

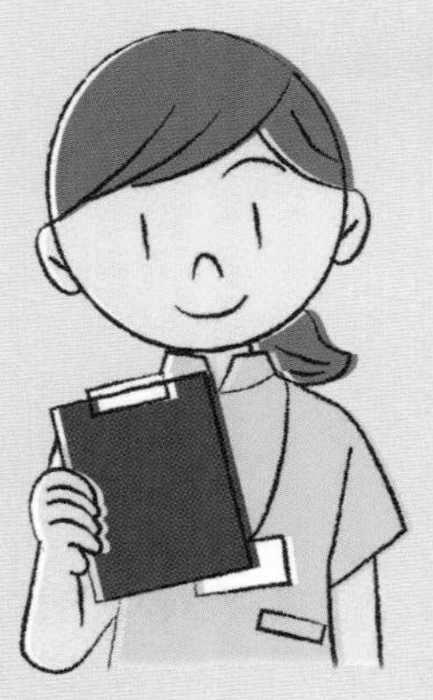

A 項目

必要度Ⅰ
「標準型」＋「コード型」

必要度Ⅱ
「コード型」

3 「管理項目」を学びましょう

「シリンジポンプの管理」等の使用状況（投与時間・投与量など）の管理など，看護師が管理をしていることを評価する項目は，「管理項目」とします．

「管理項目」に該当する評価項目は，病棟で実施され，管理内容がわかる記録が必要です．

第Ⅱ章

A項目

MEMO

ここが大事

2020（令和2）年度診療報酬改定から，A項目「モニタリング及び処置等」の評価は，コード型と標準型になり，さらに2022（令和4）年度の改定で併用項目（P54）もでき，2024（令和6）年度の改定でコード型がさらに増えました．

評価方法	対象項目
コード型	①「一般病棟用の重症度，医療・看護必要度Ⅰ」の「注射薬剤3種類以上の管理」「専門的な治療・処置」の薬剤の使用に関する項目（①～④，⑥～⑨） ②「一般病棟用の重症度，医療・看護必要度Ⅱ」「ICUの看護必要度Ⅱ」「HCUの看護必要度Ⅱ」
標準型	①「一般病棟用の重症度，医療・看護必要度Ⅰ」のコード型以外の項目 ② HCUのコード型以外の項目の看護必要度Ⅰ
併用型	コード型と標準型の両方の評価方法がある項目

4 「併用型の項目（併用項目）」を学びましょう

併用項目は12種類あります．これらは「必要度Ⅰ」では，「標準型」として評価しますが，「必要度Ⅱ」では，「コード型」として評価します．

1 創傷処置
2 呼吸ケア
3 注射薬剤3種類以上の管理
4 シリンジポンプの管理
5 中心静脈圧測定（中心静脈ライン）
6 人工呼吸器の管理
7 輸血や輸液製剤の管理
8 肺動脈圧測定（スワンガンツカテーテル）
9 特殊な治療法（CHDF, IABP, PCPS, 補助人工心臓, ICP測定, ECMO, IMPELLA）
10 放射線治療
11 ドレナージの管理
12 無菌治療室での治療

（10〜12は）専門的な治療の一部の項目です

5 「注射薬剤３種類以上の管理」の考え方は 2024（令和 6）年にも変更があります．新しい定義を学びましょう

「注射薬剤３種類以上の管理」の定義は，注射により投与した薬剤の種類数が３種類以上であって，当該注射に係る管理を行った場合に評価します．そして，一連の入院期間中に初めて該当した日から起算して最大７日間 (初めて該当した日を含む) までを評価の対象とします．

第Ⅱ章

A 項目

ここが大事

対象の注射剤は，薬剤師と一緒に該当するかどうかを確認していきましょう．

- ＥＦ統合ファイルにおけるデータ区分コードが 30 番台（注射）の薬剤が評価の対象となります．つまり，注射以外の薬剤の投与（21：内服，22：屯服，23：外用，24：調剤，26：麻毒，27：調基，28：その他投薬）の場合は，評価の対象ではありません．
- データ区分コードが 30 番台であっても，血液代用剤，透析用剤，検査用剤，静脈栄養に係る薬剤，他の項目の評価対象となっている薬剤等（別表のコード一覧に掲げる薬剤）は，評価対象の注射薬剤には含めません．
- 「成分名」（厚生労働省「薬価基準収載品目リスト及び後発医薬品に関する情報について」による成分名）が同一である薬剤の場合は，１種類として数えます．また，一連の入院期間中に初めて該当した日から起算して最大７日間が評価の対象となりますが，初めて該当した日以降に他の入院料を算定する病棟又は病室に転棟した場合であっても，初めて該当した日から起算して７日以内であるときは評価の対象となります．

ここが大事

注射薬剤３種類以上の管理について，2024（令和６）年度診療報酬改定での変更点は，「７日間を該当日数の上限とするとともに，対象薬剤から静脈栄養に関する薬剤を除外」と変更されました．
当該品目は以下で確認できます．
https://www.mhlw.go.jp/stf/seisakunitsuite/bunya/0000188411_00045.html

基本診療料の施設基準等及びその届出に関する手続きの取扱いについて（通知）**令和６年３月５日保医発 0305 第５号 別紙７（別表２）.xlsx**
『一般病棟用の重症度，医療・看護必要度Ａ・Ｃ項目に係るレセプト電算処理システム用コード一覧の「Ａ３　注射薬剤３種類以上の管理」において，薬剤の種類数の対象から除くもの』

レセプト電算処理システム用コード	医薬品名称
620000225	グルアセト３５注　５００ｍＬ
620000226	グルアセト３５注　２５０ｍＬ
620000237	生理食塩液　１．３Ｌ
620000238	生理食塩液　１．５Ｌ
620000239	生理食塩液　２Ｌ
620001328	カーミパック生理食塩液Ｌ　１．３Ｌ
620001893	大塚食塩注１０％　２０ｍＬ
620002215	生食注シリンジ「ＮＰ」　１０ｍＬ
620002216	生食注シリンジ「ＮＰ」　２０ｍＬ
620002471	カーミパック生理食塩液Ｌ　１．５Ｌ
620002569	塩化ナトリウム注１モルシリンジ「テルモ」　１モル２０ｍＬ
620002570	塩化ナトリウム注１０％シリンジ「テルモ」　２０ｍＬ
620002947	１０％食塩注シリンジ「タイヨー」　２０ｍＬ
620004100	アセトキープ3Ｇ注　５００ｍＬ
620004101	アセトキープ3Ｇ注　２００ｍＬ
620004136	生食注シリンジ「オーツカ」５ｍＬ
	以下，略（全 2117 薬品）

6 必要度Ⅰのコード一覧による評価の方法を学びましょう

必要度Ⅰ

必要度Ⅰの評価の中で「創傷処置」「呼吸ケア」「専門的な治療・処置」のうち薬剤の使用を評価する８項目については（①～④および⑥～⑨），あらかじめ決められたコード一覧によって評価をすることになりました．

これらの８項目は，「実施項目」でも「管理項目」でもありません．

ここが大事

以下の８項目は薬剤師と連携して評価していきます．

① 抗悪性腫瘍剤の使用（注射剤のみ）
② 抗悪性腫瘍剤の内服の管理
③ 麻薬の使用（注射剤のみ）
④ 麻薬の内服，貼付，坐剤の管理
⑥ 免疫抑制剤の管理（注射剤のみ）
⑦ 昇圧剤の使用（注射剤のみ）
⑧ 抗不整脈剤の使用（注射剤のみ）
⑨ 抗血栓塞栓薬の持続点滴の使用

ここが大事

必要度Ⅰの場合は，歯科の患者がいる場合，入院ＥＦ統合ファイルによるコードの評価だけでなく，歯科診療報酬請求にコード一覧の薬剤の入力の有無を確認することになります．

7 必要度Ⅱのコード一覧による評価の方法を学びましょう

必要度Ⅱ

必要度Ⅱの評価に際しては，A項目はすべて，コード一覧によって評価をします．

ここが大事

このため，「輸血や血液製剤の管理」という同じ項目であっても，必要度Ⅰでは，「管理項目」となりますが，必要度Ⅱの場合は，「実施項目」でも「管理項目」でもありません．

ここが大事

必要度Ⅱで評価する場合は，A項目すべてが，コード一覧による評価となります．つまり，A項目の薬剤の使用を評価する8項目（①～④および⑥～⑨）については，入院EF統合ファイルにおけるデータ区分コードが20番台(投薬)，30番台（注射)，50番（手術)，および54番（麻酔）の薬剤に限り，評価の対象となります．

ただし，褥瘡は高齢の患者の多くに見られる深刻な疾病で日々の管理が必要です．

次のページに褥瘡を管理するためのチェックシートを追加しています．このシートを使って，他の専門職にも正確な情報を伝えていきましょう．

必要度Ⅱのアセスメント共通事項には，除外する患者の条件として，「歯科の入院患者（同一入院中に医科の診療も行う機関については除く）は対象としないとされています．

創傷処置
チェック
シート

やってみましょう！

A 項目の「創傷処置」は，日々の看護において必ず管理しなければならない項目です．

とくに褥瘡は，多くの高齢患者の ADL にも重大な影響を及ぼすものです．入院期間中の処置の内容や，その経過を記録しておかなければなりません．

褥瘡は，なかなか治癒することがありません．このため退院し，在宅でも管理が必要となりますので，どの職種が褥瘡についてどのようなケアをしたかを残すためには 5W1H を活用してやっていきましょう．

このチェックリストを在宅の看護や介護を支援する方々に渡して，患者さんが在宅で安心して療養できるようにしましょう．

褥瘡処置

院内連携ポイント

コード型であるため，事務・看護師が連携し毎日評価する仕組みが必要

- □ レセプト情報や EF ファイルと毎日突合ができる仕組みが前提

どのように実施・管理したのかが連携のカギ

- □ Who（だれが）：医師・看護師・薬剤師・管理栄養士・理学療法士・作業療法士
- □ When（いつ）：時間や回数
- □ Where（どこで）：処置室・病室
- □ What（なにを）：褥瘡
- □ Why（なぜ）：多職種でケアを検討し，効果的に介入となっているか
- □ How（どのように）：治癒環境を整えるケア
- □ 局所の管理方法

院内連携のためのチェックリスト

- □ 治癒を促進するための治療・栄養・運動の視点で多職種協働を図っているか
- □ セルフケア・家族ケアの指導内容と評価，課題は何か
- □ 褥瘡は評価項目から除外されても看護必要度の評価項目として評価を続けているか

地域連携のためのチェックリスト

- □ 入院中の看護必要度の点数変化を情報提供していますか
- □ How(どのように)
  - □ 退院後，在宅で実施できるケア計画を地域のサービス担当者と検討したか
- □ セルフケア・家族ケアの指導の課題を共有する仕組みはありますか

8　A項目の「根拠となる記録」を学びましょう

記録については様式などの定めはありません．しかし，厚生労働省が示した評価の手引きのアセスメント共通事項には，コード一覧による評価をする項目以外の評価項目について，「後日，第３者が確認を行う際に，記録から同一の評価を導く根拠となる記録を残しておく必要がある．」と記載されています．

ここが大事

「実施項目」に該当する評価項目

➡前提条件を満たすことと，処置が実施されたことがわかる記録

「管理項目」に該当する評価項目

➡前提条件を満たすことと，管理が実施されたことがわかる記録

定義や留意点などに「医師の指示」が定められている評価項目と，薬剤の投与に関する項目を評価する場合は，根拠となる記録として「医師の指示書」が必要です．

評価項目によっては，医師及び当該病棟の看護職員以外の職種の記録も根拠となりますので，院内で記録方法を統一しておくことが大事です．

9 「実施項目」の記録について学びましょう

評価項目別に定義や留意点に記載されている前提条件，処置を実施したことがわかる記録，アセスメント共通事項の条件に適合していることがわかる記録が必要になります．

第Ⅱ章

A項目

ここが大事

例えば，「動脈圧測定」「中心静脈圧測定」「肺動脈圧測定」では，実施記録として「測定結果の記録」が必要です．測定をしようとして，患者の様態の急変などで測定できなかった場合や測定結果の記録がない場合は，評価は「なし」となりますので注意してください．

Point

評価者と評価根拠について，大事なこと

- レセプト電算処理システム用コードによる評価については，院内研修を受ける必要が無い
- レセプト電算処理システム用コードによる評価以外については，院内研修を受けた看護職員が評価を行う
- 医師，薬剤師，理学療法士等が一部の項目の評価を行う場合も院内研修を受ける必要がある
- 評価には，判断がわかる記録が必要で，A・B項目では，多職種の実施について実施記録があれば評価の対象となる

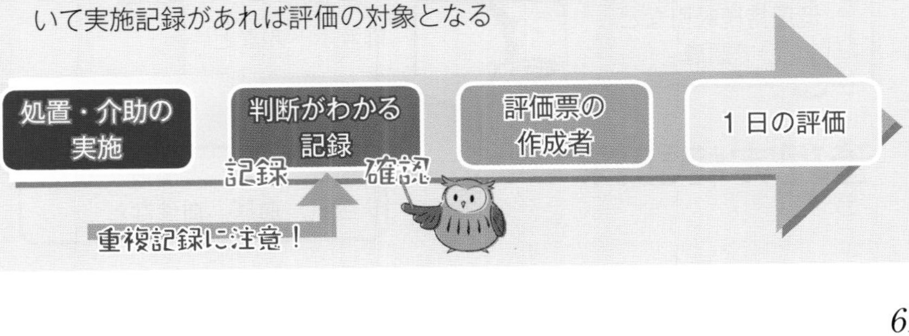

処置・介助の実施 → 判断がわかる記録 → 評価票の作成者 → 1日の評価

記録　確認

重複記録に注意！

10 「管理項目」の記録を学びましょう

評価項目別の定義や留意点に記載されている前提条件が書かれていること．また，処置を実施し，管理したことがわかる記録とさらに，アセスメント共通事項に求められている記録が必要です．ただし，評価する項目によって異なる記録も必要になります．

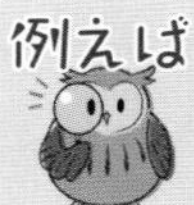

例えば，「ドレナージの管理」の場合は，ドレーンの状況，廃液の状況や患者の状態等を観察し，問題があったか，否かという記録が必要になります．

Point

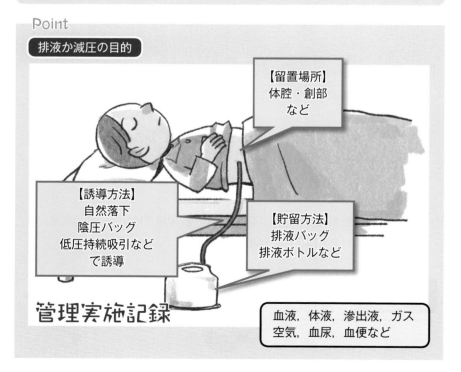

排液か減圧の目的

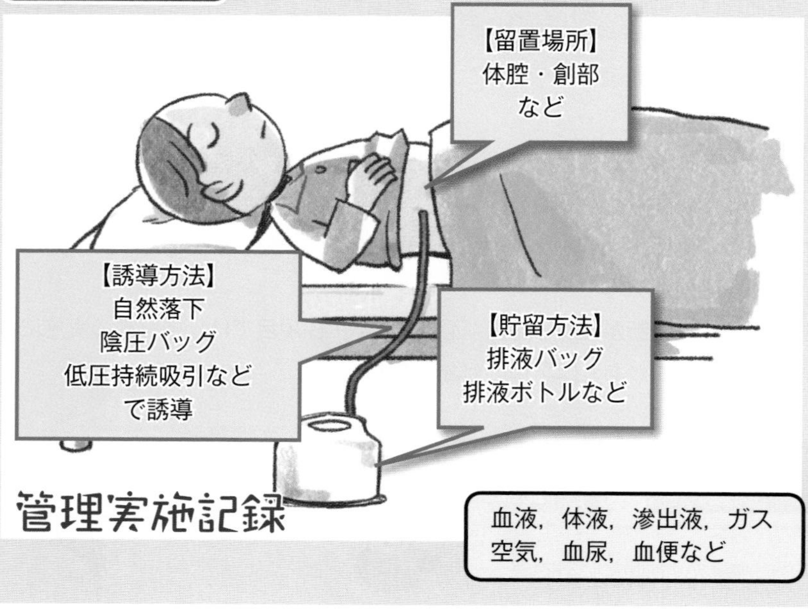

【留置場所】
体腔・創部
など

【誘導方法】
自然落下
陰圧バッグ
低圧持続吸引など
で誘導

【貯留方法】
排液バッグ
排液ボトルなど

管理実施記録

血液，体液，滲出液，ガス
空気，血尿，血便など

11 「医師の指示書」はどんな時に必要かを学びましょう

指示書 が必要となるのは，以下の項目です．

1. 特殊な治療法等
 (CHDF, IABP, PCPS, 補助人工心臓，ICP 測定，ECMO, IMPELLA)
2. 専門的な治療・処置
 ⑪無菌治療室での治療

指示書 または 処方箋 が必要となるのは，以下の項目です．

1. 注射薬剤 3 種類以上の管理
2. シリンジポンプの管理
3. 輸血や血液製剤の管理

ここが大事

「医師の指示」が明記されている項目と薬剤の投与に関する項目は，根拠となる記録として「医師の指示書」と処方箋が必要です．主治医以外のものであってもよいです．また，院内で正式に承認・保管されていれば，クリニカルパスに記載されている指示も認められます．ただし，医師が口頭指示をしただけではだめです．たとえば，看護職員が医師の指示を記録に残したとしてもだめです．あらかじめ院内でのルールが明確にされていることが重要ですね．

例えば

また，薬剤の投与については，定義や留意点に医師に指示の記載がなくても，「医師の指示書」（注射箋，処方箋，麻酔注射箋，麻薬処方箋等）は必須となりますので，注意してください．

12 コード一覧による評価のこれまでの改定の経緯を学びましょう

2018（平成 30）年度の改定

看護職員の測定に係る負担の軽減を目的として，必要度Ⅱが新設され，必要度Ⅱの場合は，A 項目および C 項目は，すべての評価項目がレセプト電算処理システム用コード一覧を用いることになりました．

2020（令和 2）年度の改定から

必要度Ⅰの場合も，A 項目の「専門的な治療・処置」の薬剤の使用を評価する評価項目と，すべての C 項目は，必要度Ⅱと同様に，レセプト電算処理システム用コード一覧による評価に変わりました．

Point

A・C 項目の評価方法の見直しの継続

・A 項目（専門的な治療・処置）のうち薬剤を使用するものに限る，及び C 項目について，必要度Ⅰにおいても，レセプト電算処理システム用コードを用いた評価とする．

必要度Ⅰの A 項目は，「専門的な治療・処置」の薬剤使用以外の項目は**従来の評価**を行い，薬剤はレセプト電算処理システム用コードを用いて評価する．

2024（令和 6）年度の改定から必要度Ⅰの場合も，A 項目の創傷処置，呼吸ケアは**看護必要度Ⅱと同様**に，レセプト電算処理システム用コード一覧によるコードの確認が追加されました．

13 レセプト電算処理システム用コードとは何かを学びましょう

「レセプト電算処理システム」とは，保険医療機関または保険薬局が電子レセプトを審査支払機関に提出して，審査支払機関が受付し，審査や請求支払い業務を行うことで，保険者が報酬を受け取る仕組みのことをいいます．

このシステムで定められている診療行為や薬剤を示すコードを「レセプト電算処理システム用コード」といいます．このレセプトデータの請求の明細として，コードが示されます．

ここが大事

重症度，医療･看護必要度のA項目およびC項目の評価対象になるコード一覧は，厚生労働省のホームページにて掲載されています．

A項目の各評価項目のコード一覧には，医科診療行為コードまたは医薬品コードが示されています，また，C項目の各評価項目のコード一覧には，医科診療行為コード，歯科診療行為コードが示されています．

なお，当該コード一覧は定期的に見直されますので，最新版を確認しなければなりません．

2024（令和6）年度のコード一覧は，以下のURLで確かめてください．

https://www.mhlw.go.jp/stf/seisakunitsuite/bunya/0000188411_00045.html
基本診療料の施設基準等及びその届出に関する手続きの取扱いについて（通知）令和6年3月5日保医発0305第5号 別紙7（別表1）.xlsx
『A6 専門的な治療・処置（③ 麻薬の使用（注射剤のみ））』

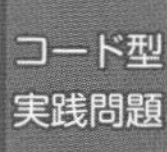

やってみましょう！

最新のコード一覧から A-14 ③ 麻薬の使用（注射剤のみ）をみて
自分の病院で使用されているものを✓してみましょう

✓	648110008	アヘンアルカロイド塩酸塩注射液
	620009272	パンオピン皮下注２０ｍｇ
	648110009	モルヒネ塩酸塩注射液
✓	620003067	アンペック注１０ｍｇ
	620009277	モルヒネ塩酸塩注射液１０ｍｇ「シオノギ」
	628504000	モルヒネ塩酸塩注射液１０ｍｇ「第一三共」
	628504304	モルヒネ塩酸塩注射液１０ｍｇ「タケダ」
	640407022	モルヒネ塩酸塩注射液
	620003068	アンペック注５０ｍｇ
	620009278	モルヒネ塩酸塩注射液５０ｍｇ「シオノギ」
✓	628504500	モルヒネ塩酸塩注射液５０ｍｇ「第一三共」
	628504804	モルヒネ塩酸塩注射液５０ｍｇ「タケダ」
	640453051	モルヒネ塩酸塩注射液
	621454706	モルヒネ塩酸塩注１００ｍｇシリンジ「テルモ」
	620001373	アンペック注２００ｍｇ
	620009279	モルヒネ塩酸塩注射液２００ｍｇ「第一三共」
	628505102	モルヒネ塩酸塩注射液２００ｍｇ「シオノギ」
	628505304	モルヒネ塩酸塩注射液２００ｍｇ「タケダ」
	628513501	モルヒネ塩酸塩注射液２００ｍｇ「テルモ」
	622135601	オキファスト注１０ｍｇ
	621208101	フェンタニル注射液０．１ｍｇ「第一三共」
	621899203	フェンタニル注射液０．１ｍｇ「テルモ」
	621627101	フェンタニル注射液０．２５ｍｇ「第一三共」
	621899303	フェンタニル注射液０．２５ｍｇ「テルモ」
	621899403	フェンタニル注射液０．５ｍｇ「テルモ」
	622905700	フェンタニルクエン酸塩０．００５％２ｍＬ注射液
	622905800	フェンタニルクエン酸塩０．００５％５ｍＬ注射液
	622905900	フェンタニルクエン酸塩０．００５％１０ｍＬ注射液
	620004422	アルチバ静注用２ｍｇ
	622486801	レミフェンタニル静注用２ｍｇ「第一三共」
	620004423	アルチバ静注用５ｍｇ
	622486901	レミフェンタニル静注用５ｍｇ「第一三共」
	648210004	ペチロルファン注射液
	648210007	弱ペチロルファン注射液
	621208403	ペチロルファン配合注ＨＤ
	621208503	ペチロルファン配合注ＬＤ

チェックした項目を抜き出し医師・薬剤師・診療情報管理士等と話し合い，確認表を作ってみましょう！

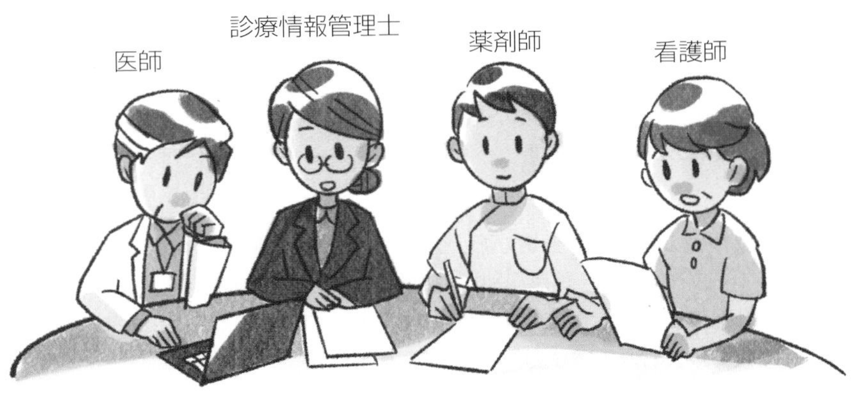

確認表の制作例

	620003067	アンペック注１０ｍｇ
	620003068	アンペック注５０ｍｇ
	628504304	モルヒネ塩酸塩注射液１０ｍｇ「タケダ」
	620009278	モルヒネ塩酸塩注射液５０ｍｇ「シオノギ」
	621454706	モルヒネ塩酸塩注１００ｍｇシリンジ「テルモ」
	622685701	オキシコドン注射液１０ｍｇ「第一三共」
	622685801	オキシコドン注射液５０ｍｇ「第一三共」
	622625401	ナルベイン注２ｍｇ
	628512804	ペチジン塩酸塩注射液３５ｍｇ「タケダ」
	621208101	フェンタニル注射液０．１ｍｇ「第一三共」
	621627101	フェンタニル注射液０．２５ｍｇ「第一三共」
	621899403	フェンタニル注射液０．５ｍｇ「テルモ」
	622486801	レミフェンタニル静注用２ｍｇ「第一三共」

Point

正しい看護必要度の評価のためには，医師・薬剤師等との“多職種協働”が必須である．

・「看護必要度」の評価には“多職種協働”が必須です．
・医師・薬剤師・理学療法士・作業療法士・言語聴覚士・管理栄養士・診療情報管理士・事務職員といった多職種と協働し正しい評価をすることが求められています．
・特に，A 項目の「救急搬送後の入院」やコード一覧による評価には各病院で，例えば以下の①～④に示すような，様々な準備や新たな仕組みづくりが必要です．

① 診療情報を管理する部署から，過去 1 年間に実施した手術に関する内容（K コード等）を診療科別に抽出してもらい，記録を間違いなくする．
② 医師と協働し，定義にしたがって，C 項目の対象となる K コードなどについてはもれなく記録してもらうようにする．
③ 薬剤師と協働し，A 項目に該当する事務職員は薬剤の使用などについて記録がなされるようにする．
④ 医事・救命救急センター事務職員は，看護部の共有フォルダに救急車，ヘリコプターの搬送患者リストを送る．

A 項目における専門的な治療・処置の評価（必要度Ⅰ）

評価項目	評価方法
①抗悪性腫瘍剤の使用（注射剤のみ）	レセプト電算処理システム用コード
②抗悪性腫瘍剤の内服の管理	レセプト電算処理システム用コード
③麻薬の使用（注射剤のみ）	レセプト電算処理システム用コード
④麻薬の内服，貼付，坐剤の管理	レセプト電算処理システム用コード
⑤放射線治療	「評価の手引き」
⑥免疫抑制剤の管理（注射剤のみ）	レセプト電算処理システム用コード
⑦昇圧剤の使用（注射剤のみ）	レセプト電算処理システム用コード
⑧抗不整脈剤の使用（注射剤のみ）	レセプト電算処理システム用コード
⑨抗血栓塞栓薬の持続点滴の使用	レセプト電算処理システム用コード
⑩ドレナージの管理	「評価の手引き」
⑪無菌治療室での治療	「評価の手引き」

ビデオを見て A 項目を評価しましょう

QR コードの使い方

この QR コードを読み込むには，専用のアプリが必要です．機種によっては最初からインストールされているものもありますから，確認してみましょう．

お手持ちのスマホに QR コード読み取りアプリがなければ，iPhone は「App Store」から，Android は「Google play」からインストールしてください．「QR コード」や「バーコード」などで検索すると多くの無料アプリが見つかりますので，気に入ったものを選んでインストールしましょう．

このビデオは，仮想事例に基づき作成されています．登場する人物等は，すべて架空のものです．

1. 調査時刻は，24 時です．
   評価日は，7 月 1 日 0 時から 24 時までの 24 時間です．
2. 場面にあるものは，記録物があることを前提とします．
3. 情報がないものは，「なし」「できる」「介助なし」「介助を要しない移動」と評価します．
4. 記録物や会話の内容にも，評価情報が含まれています．

看護師 南

岡本さんは 6 月下旬より倦怠感があり，活動性が低下していました．6 月 30 日午後より呼吸困難感を訴え，救急車で A 病院へ搬送されました．
入院時 SpO_2 の低下，呼吸数の増加など呼吸状態の悪化が見られましたが，酸素投与と安静にすることにより落ち着いてきました．

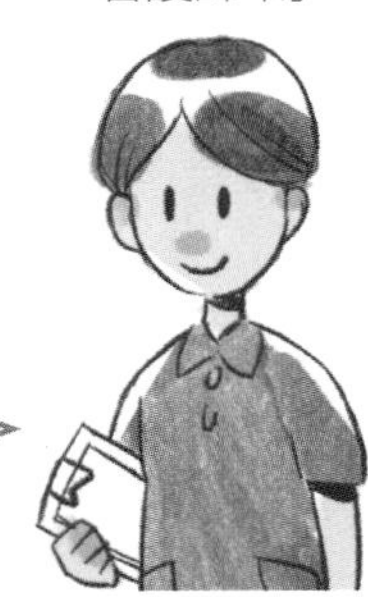

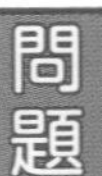

やってみましょう！

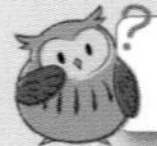

今回のビデオを見て一般病棟で評価できる項目はどれですか？

- □ A-1　創傷処置
- □ A-2　蘇生術の施行
- □ A-3　呼吸ケア
- □ A-4　注射薬剤３種類以上の管理
- □ A-5　動脈圧測定
- □ A-6　シリンジポンプの管理
- □ A-7　中心静脈圧測定
- □ A-8　人工呼吸器の装着
- □ A-9　輸血や血液製剤の管理
- □ A-10　肺動脈圧測定
- □ A-11　特殊な治療法等

STEP 1 記録の有無を確認しましょう！

STEP1 では，看護記録等の記録の有無を確認します．

ここが大事

・「評価対象時間は，0 時から 24 時の 24 時間である」
・「評価は，観察と記録に基づいて行い，推測は行わないこと」
・「評価対象日の 0 時から 24 時の記録であるのかどうか」

記録が確認された場合 → STEP2 へ進みます．

記録がない場合 → そのモニタリング・処置等については実施されていないものと判断して，その項目の評価結果は「なし」となります．

MEMO

STEP 2 実施した場所，時間，実施者を確認しましょう！

STEP2 では，モニタリング・処置等を実施した場所，時間，実施者を確認します．

ここが大事

評価対象となる場所 ⟶「当該病棟（当該治療室）内」
手術室，透析室，X 線撮影室 等では実施されていても評価には含めません．しかし，「専門的な治療・処置」の「放射線治療」の評価については，当該医療機関内における治療を評価に含めます．

ここが大事

評価対象となる実施者　看護職員（看護師，准看護師）
医師が単独で処置を行った後に，当該病棟（治療室）の看護職員が確認し，実施記録を残すことで評価に含めることができます．また，「看護職員等」と記載されている項目では，薬剤師，理学療法士 等の処置・介助等も評価に含めます．

確認された場合 ⟶ STEP3 へ進みます．

時間，場所，実施者が該当しない場合 ⟶ 評価結果は「なし」となります．

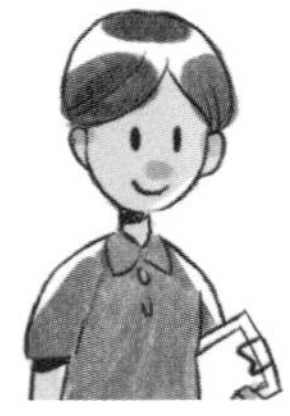

今回のビデオでは，一般病棟にて，7 月 1 日の 10 時に看護師 南により実施されました．
記録には普段から実施した場所，時間，スタッフ名が記載されていることを確認しましょう．

STEP 3 実施した内容による評価をしましょう！

STEP3 では，実施した内容を確認します．

「評価の手引き」の定義・留意点通り**実施した** **あり**

「評価の手引き」にある定義・留意点通り**実施していない** **なし**

7月1日10時に実施したことは，
① シリンジポンプ，輸液ポンプを使用し，3本以上の点滴を持続投与しているため，投与時間，投与量などを確認しました．

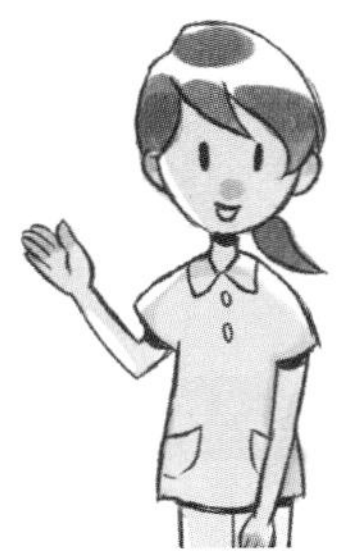

解答 P70 問題の解答です

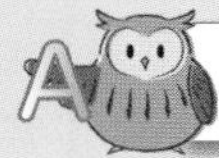

評価するのは以下の項目です

A-4　注射薬剤3種類以上の管理
A-8　シリンジポンプの管理

問題　復習しましょう

あなたの勤務する病棟で「創傷処置」の評価をしてみましょう

あなたの病棟で創傷処置の評価をする場合は下記のどれですか？

□ 必要度Ⅰ　　□ 必要度Ⅱ

STEP 1　コードを使った評価の方法を学びましょう

MEMO

Point

もう一度，A 項目評価時に注意する事について復習しましょう

1. 患者に対して 24 時間（当日の 0 時から 24 時まで）の間に実際に行われたモニタリングや処置等の内容を評価する．看護職員等が，患者の状況をみて，「この患者には処置が必要である」と考えた必要性や，「この患者にはきっとこの処置がなされていたに違いない」といった推測に基づいて判断するものではない．
2. 評価する内容の「定義」および評価についての「判断基準」と「留意点」については，各項目ごとに「評価の手引き」にまとめられている．常に「評価の手引き」を確認しながら評価を行う．

第Ⅱ章

A 項目

「レセプト電算処理システム用コード一覧」について，理解しましょう

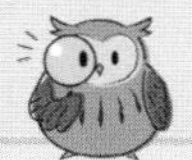

問 一般病棟用の重症度，医療・看護必要度の A 項目について，レセプト電算処理システム用コード一覧に記載のない薬剤であって，当該薬剤の類似薬又は先発品が一覧に記載されている場合は，記載のある薬剤に準じて評価してよいか．

答 一般病棟用の重症度，医療・看護必要度の評価対象となる薬剤は，基本診療料の施設基準等及びその届出に関する手続きの取扱いについて（令和 6 年 3 月 5 日 保医発 0305 第 5 号）のレセプト電算処理システム用コード一覧に記載のある薬剤に限る．

・厚生労働省：" 疑義解釈資料の送付について（その 1）". をもとに改変
・https://www.mhlw.go.jp/content/12400000/000615888.pdf [2020.5.30 閲覧]
・なおレセプト電算処理システムコードは「一般病棟用の重症度，医療・看護必要度Ａ・Ｃ項目に係るレセプト電算処理システム用コード一覧 (別紙 7　別表 1)」を参照すること．
・(https://view.officeapps.live.com/op/view.aspx?src=https%3A%2F%2Fwww.mhlw.go.jp%2Fcontent%2F12404000%2F001219515.xlsx&wdOrigin=BROWSELINK)

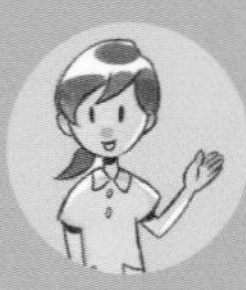

B 項目を評価してみましょう

Lesson

1：　B 項目の評価方法について学びましょう

2：　B 項目共通事項について学びましょう

3：　B 項目の記録が必要であることを学びましょう

4：　「医師の指示書」について学びましょう

ビデオを見て B 項目を評価しましょう

B 項目には，3 つの評価方法あります

ADL の状況，療養上の世話，訓練等の内容を評価する 7 項目

できる項目　日常生活動作の能力を測るもとになる項目

介助項目　連続した複数の行為において「患者の状態」と「介助の有無」を評価する項目

その他　「できる項目」「介助項目」に分類されない項目

B 項目一覧

評価票		一般病棟*1		ICU*2	HCU*3		回復期*4
		必要度Ⅰ	必要度Ⅱ	必要度Ⅱ	必要度Ⅰ	必要度Ⅱ	
B. 患者の状況等							
1	床上安静の指示						○
2	どちらかの手を胸元まで持ち上げられる						○
3	寝返り	○	○	○	○	○	○
4	起き上がり						○
5	座位保持						○
6	移乗	○	○	○	○	○	○
7	移動方法						○
8	口腔清潔	○	○	○	○	○	○
9	食事摂取	○	○	○	○	○	○
10	衣服の着脱	○	○	○	○	○	○
11	他者への意思の伝達						○
12	診療・療養上の指示が通じる	○	○	○	○	○	○
13	危険行動	○	○	○	○	○	○

＊1　一般病棟用の重症度，医療・看護必要度に係る評価票Ⅰ・Ⅱ
＊2　特定集中治療室用の重症度，医療・看護必要度に係る評価票
＊3　ハイケアユニット用の重症度，医療・看護必要度に係る評価票
＊4　日常生活機能評価票

「重症度，医療・看護必要度」のA，B，C項目の中で評価が難しいと思われている項目はどれだと思いますか？

□ A 項目
□ B 項目
□ C 項目

MEMO

やっぱり
B 項目の評価は
難しいのね.

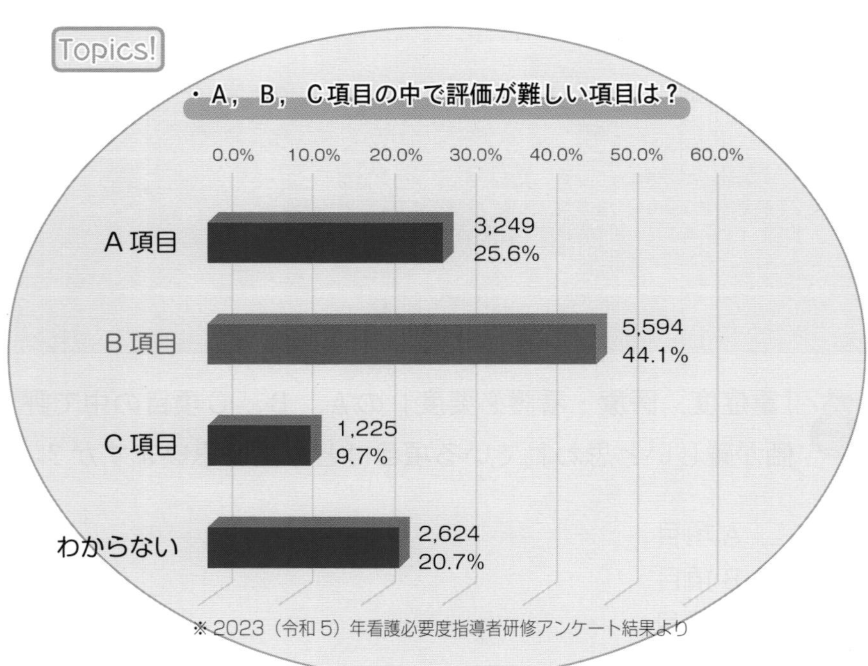

※ 2023（令和 5）年看護必要度指導者研修アンケート結果より

1　B 項目の評価方法について学びましょう

B 項目の評価は，2020（令和 2）年度の改定から大きく変更されました．正しく理解できるように学習しましょう．

2020（令和 2）年度の改定から，必要度Ⅰ，必要度Ⅱ，ICU，HCU 用の B 項目は，「患者の状態」と「介助の実施」という二つの側面から評価しなければならない項目が含まれることになりました．B 項目は７つありますが，評価の方法が異なることから，３つのグループに分かれますので，とくに注意が必要です．

まず，厚生労働省が示した評価の手引きから，B 項目の共通事項を理解しましょう．ただし，回復期リハ病棟で用いられてきた B 項目「日常評価機能評価票」には変更はありません．

７つの B 項目を，先に示したように，その特徴から，「できる」と「できない」を評価する「できる」項目と「患者の状態」と「介助の有無」という２つの側面を評価しなければならない「介助項目」，それ以外の２つの項目という３つに分けます．

７つの B 項目

1　寝返り
2　移乗
3　口腔清潔
4　食事摂取
5　衣服の着脱
6　診療・療養上の指示が通じる
7　危険行動

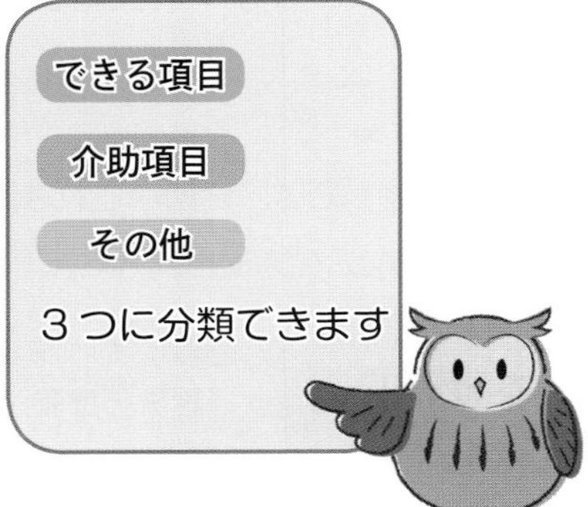
できる項目
介助項目
その他
３つに分類できます

できる項目　寝返り

「できる項目」は，「寝返り」だけです．患者が寝返りをできるかどうかを，「できる」「何かにつかまればできる」「できない」の３つの中から選択します．

ここが大事

ただし，介助の実施を評価しないことではありません．例えば，看護職員等が介助した場合は，「できない」と評価します．この項目だけは，介助の実施を含めた総合的な評価をします．

介助項目　移乗　口腔清潔　食事摂取　衣服の着脱

「介助項目」に分類された項目は，４つです．「患者の状態」と「介助の実施」という２つの側面をそれぞれ評価します．

例えば，「食事摂取」では，蓋を取る，箸を持つ，口に運ぶといった複数の介助行為が発生します．それに加えて，これらの介助の前に患者の状態の評価をしなければなりません．

ここが大事

2020（令和2）年度からは，「患者の状態」と「介助の実施」のそれぞれの得点を掛算で算出するようになりました．

例えば，「患者の状態」が「全介助」で，看護職員などによる介助がされず，食事が行われなかった場合は，

「全介助（2点)」×「実施なし（0点)」＝0点　となります．

ここが大事

「介助項目」では，介助がされなければ，得点は0点になります．

その他　診療・療養上の指示が通じる　危険行動

この2つの項目には，介助の有無は関係ありません．

2 B 項目共通事項について学びましょう

B 項目共通事項は，B 項目を評価する際に共通して覚えておかなければならない条件です．次の 5 つの事項から成ります．

1. 装具など	できる項目	介助項目	その他
2. 状態の変化	できる項目	介助項目	その他
3. 動作の促しと確認	できる項目	介助項目※	
4. 動作制限と無断動作	できる項目	介助項目	
5. 得点の計算方法		介助項目	

※ 動作の「促し」は適用されません．
動作の「確認」は適用されます．

B 項目共通事項は，B 項目を評価する際に共通して覚えておかなければならない条件です．次の 5 つの事項から成ります．

評価は，「できる項目」，「介助項目」に適用されます．

「その他」の B 項目と分類した「診療・療養上の指示が通じる」「危険行動」の2つの項目については，動作の「促し」はなくても「確認」はしなければなりません．

1. 装具など

できる項目　介助項目　その他

装具をした状態の評価を学びましょう.

義肢（義手・義足など）や装具（コルセット・サポーターなど）を日常的に使用している患者の場合は，装着した状態で評価を行います.

ここが大事

- **義肢・装具を装着して，患者が 1 人でできる場合**

  ➡「患者の状態」の評価＝「できる」または「自立」

- **補聴器 , 眼鏡などのコミュニケーション用具**

  ➡ 装着している状態で評価．筆談のための筆記用具なども同様.

- **点滴や心電図モニターの装具や，抑制帯やギプス固定をしている場合**

  ➡ 当該器具などが装着された状態で評価.

- **特殊寝台・特殊マット・T 字杖などの日常生活用具**

  ➡ 義肢･装具には該当しません. 日常生活用具を使用してできた場合に,「できる」または「自立」と評価することは，義肢・装具と同じ考え方です.

  しかし，日常生活用具が使えず，動作ができない場合，介助をした場合は，その時の状況で評価します.

2. 状態の変化 できる項目 介助項目 その他

患者さんの状態が朝と夕方で変化した場合の評価を学びましょう.

評価時間帯のうちに状態が変わり，異なる状態の記録が存在する場合には，**自立度の低いほう**の状態をもとに評価を行うことになっています.

例えば

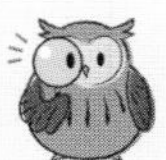

「状態の変化」とは，例えば，午前は普通に過ごしていた患者が，手術の後にベッドに戻ると状態は悪化しているでしょうし，急性期の患者さんの場合，急変することはよくあります．これらの場合は「自立度の低いほうの状態」の評価を残すことになります.

ここが大事

評価日に，装具などを「装着している状態」と「装着していない状態」があります．この場合を「状態の変化」とみなすか否かは，装具の種類によります.

ここが大事

義肢・装具，コミュニケーション用具などは，装着（使用）していない状態のほうが，自立度は低くなりますが，「1．装具など」で規定されている通り，「装着している状態」で評価をします．この場合は，「状態の変化」ではなく，「装着（使用）している状態」で評価します．また，義肢・装具，コミュニケーション用具などを取り替えた場合は，**「当該患者にとって，より効果が高いほう」**を装着（使用）した状態を評価します.

3. 動作の促しと確認 できる項目 介助項目

動作の促しと確認について学びましょう.

ここが大事

「動作の確認」とは，動作が制限されていないにも関わらず，その動作ができたかどうかを確認したか，否かを問うています．確認しなかった場合には，「患者の状態」は，「できる」または「自立」となります．

【動作の制限がされていない】

動作の確認ができないとき ➡ **「できる」**または**「自立」**になります．

ここが大事

「動作の促し」に関しては，可能な範囲で患者に動作をやってみるように促してもよいとされています．ただし，これは「寝返り」のみで，「介助項目」においては，動作の促しは必要ありません．

「寝返りの評価」において，動作を促す場合は，患者の意識レベルを考慮して判断しましょう．

例えば

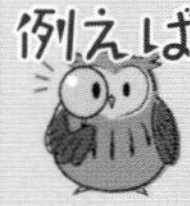

意識障害などの患者さんや寝たきりの患者さんに，動作を促すことは意味がありませんし，評価のために，「促し」を行う必要はありません．

例えば

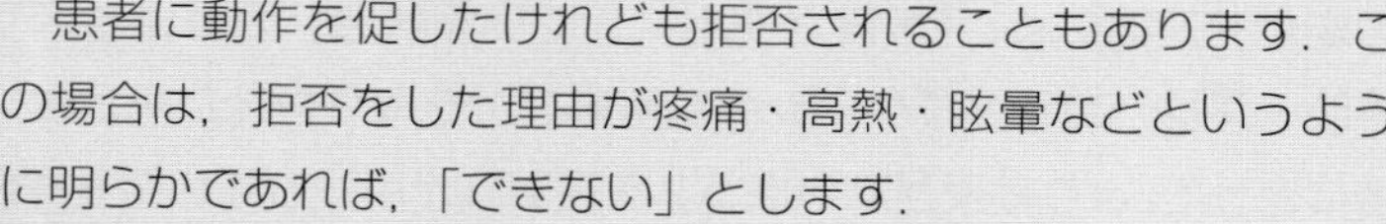

患者に動作を促したけれども拒否されることもあります．この場合は，拒否をした理由が疼痛・高熱・眩暈などというように明らかであれば，「できない」とします．

具体的な理由がなければ，

看護職員などの介助を必要としていないということ ➡「できる」になります．

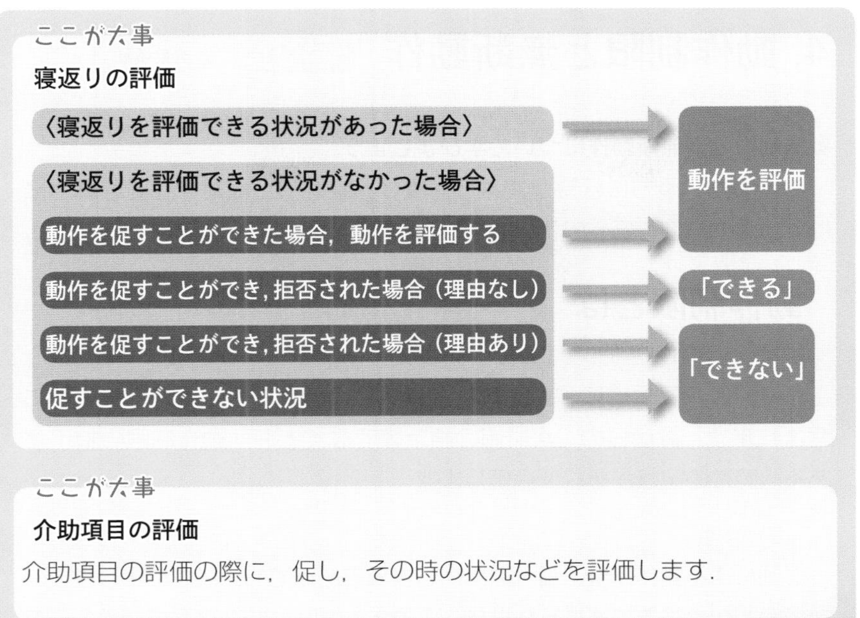

ここが大事

介助項目の評価

介助項目の評価の際に，促し，その時の状況などを評価します．

第Ⅱ章

B 項目

Point

「寝返り」（その他型）の評価は？

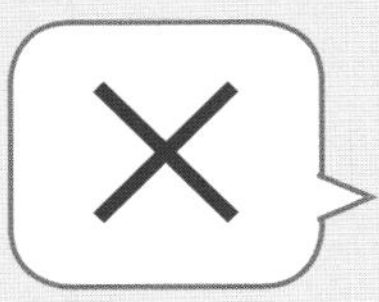

寝返りは，「介助の実施の評価はしない」との誤解がありますが，
この項目は，介助の評価項目ではなく，
総合評価項目であり，
「患者の状態」と「介助の実施」を併せて評価する項目です．

4. 動作制限と無断動作 できる項目 介助項目

動作制限と，無断動作について学びましょう

評価時間のうちに状態が変わり，異なる状態の記録が存在する場合には，**自立度の低いほう**の状態をもとに評価を行います.

動作制限とは

患者への動作制限は，「医師の指示書」があることが前提になります. これは，院内で正式に承認されたクリニカルパスなども，この指示書に含まれます. 評価日の 24 時間の指示書でなくとも，動作制限の指示がある時間帯の記録があれば評価します.

ここが大事

医師による動作制限の指示は，同じ表現であっても，病院により指示の対象範囲が異なることがあります. このため後日，第 3 者が確認を行う際に評価結果が変わることがないよう，院内で文書化しておきましょう.

＜動作制限の指示＞

・動作制限であることが分かる医師による指示書又は正式なクリニカルパス

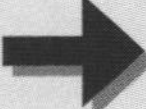

『ある』場合は患者の状態は全介助

『ない』場合は患者の状態を評価

ここが大事

2020（令和 2）年度の改定から，必要度Ⅰ，必要度Ⅱ，ICU，HCU 用の「介助項目」は，医師による動作制限の指示がある場合の評価の考え方が，それまでの評価とは異なる場合が出てきました.

2020（令和 2）年度の改定前は，医師による動作制限の指示がある場合は指示書をもとに有事象の評価ができましたので，2 点となっていました. しかし，改定後は，「患者の状態」は，「全介助（2 点）」であっても，「介助の実施」が「実施なし（0 点）」となれば，乗じた結果は 0 点となり，結果は大きく変わってしまいました. このように B 項目の評価の考え方は，2022 年まで様々な変更がされてきましたが，2024 年には大きな変更はありませんでした.

無断動作とは

- 医師による動作制限の指示があるにもかかわらず，患者が指示を守れずに，無断で動作を行った場合をいいます．

➡ この場合は「患者の状態」は，「できる」または「自立」と評価します．ただし，動作制限の指示があっても，治療・検査などの医療上の理由で看護職員などが支援して，患者が動作を行った場合は，「無断動作」には該当しません．

第Ⅱ章

B項目

Point

総合評価が，「状態」と「介助」のそれぞれの評価に変わったために…

例えば

患者の状態：　医師の指示があり
介助を要する状態
介助の実施：　実施なし

・上記事例の場合，2020（令和 2）年度改定前の評価は，医師の指示があるので**2点**と評価していました．

・「実施なし」であれば，**0 点**となります．

・「これまでも介助の実施がなければ **0 点**であり，評価に関する考え方は変更されていない．」という指摘に対しては，

・現場的には，これまでの**2点**が **0 点**になるのだから，評価は変わったと感じる人は少なくないでしょう．

5. 得点の計算方法 介助項目

評価得点の計算方法を学びましょう.

2020（令和 2）年度の改定から，必要度Ⅰ，必要度Ⅱ，ICU，HCU用の「介助項目」の評価の算出方法が変わりました．この考え方では，状態と介助の点数を乗算します．このやり方には，もう慣れましたか？

「移乗」「口腔清潔」「食事摂取」「衣服の着脱」の４つの項目は，「患者の状態」の点数と「介助の実施」の点数を掛けて評価得点が算出されます．なお回復期リハ病棟では，変更されていませんので注意が必要です．

Topics!

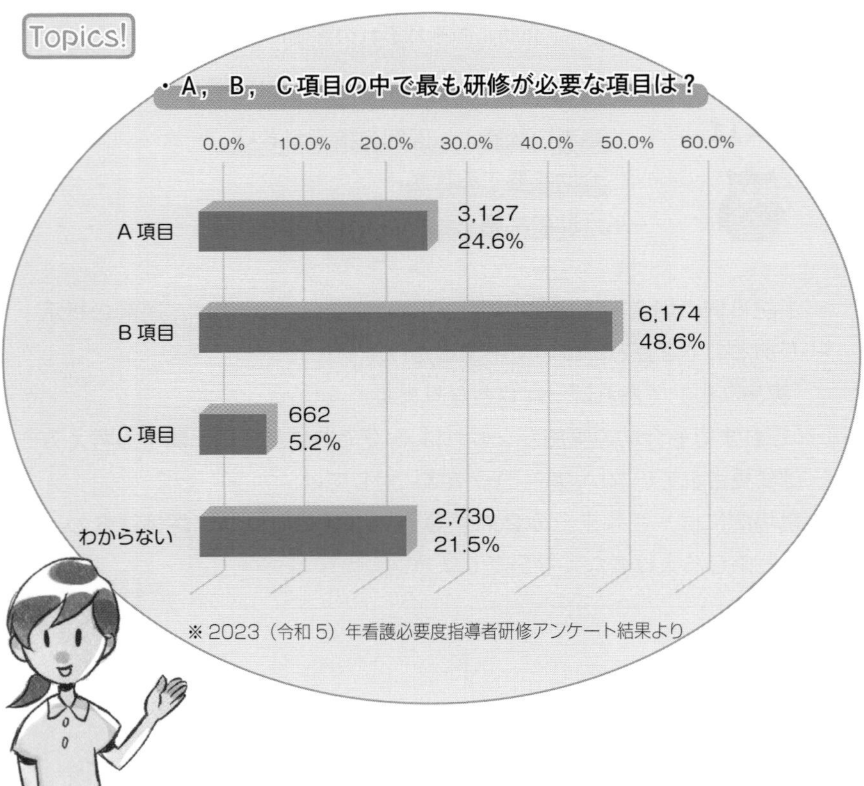

③ B 項目の記録が必要であることを学びましょう

2020（令和 2）年度の改定から，B 項目は「根拠となる記録」が不要とされましたが，看護記録そのものがなくなったわけではありません．

アセスメント共通事項には，「『患者の状態』が評価の根拠となることから，重複する記録を残す必要はない．」と示されました．ここで書かれているのは，B 項目についての重複する記録はなくてもよいというだけで，**看護必要度の有無にかかわらず，患者の個人記録を残すことは，施設基準の中で義務付けられています．**

もともと看護記録とは別に，看護必要度のための記録が求められていたわけではありません．施設基準などで求められていたのは，看護必要度に関する部分の記録を定義などに従って評価できるように記録するということで，その形式もそれぞれの病院の形式に従って SOAP などで達成されているのであれば，新たな重複した記録は必要なかったのです．おそらく，精緻な監査を実施するために，病院では，看護記録とは別に，看護必要度のためだけの記録を残している医療機関が多かったのだと思われます．

記録については依然として，看護師が負担に思う業務とされていますので，今後も検討課題となると考えられます．

ここが大事

看護必要度の評価の判断に際しての「根拠となる記録」は不要になりましたが，看護必要度の有無にかかわらず，看護記録は不可欠なものです．医療機関としての施設基準には，当然のことですが，患者の個人記録（経過記録・看護計画に関する記録）や看護業務の計画に関する記録が求められていますので，記録の工夫は今後も大事な課題です．

4　「医師の指示書」について学びましょう

「医師の指示によって，当該動作が制限されていることが明確である場合には，各選択肢の留意点を参考に評価する．この場合，医師の指示に係る記録があること．」というのは医師による動作制限の指示があり，患者が指示を守っていれば，「患者の状態」は，「できない」または「全介助」と評価します．しかし，医師の口頭指示のみで，指示書がない場合は，「できない」，「全介助」の評価はできないので注意が必要です．

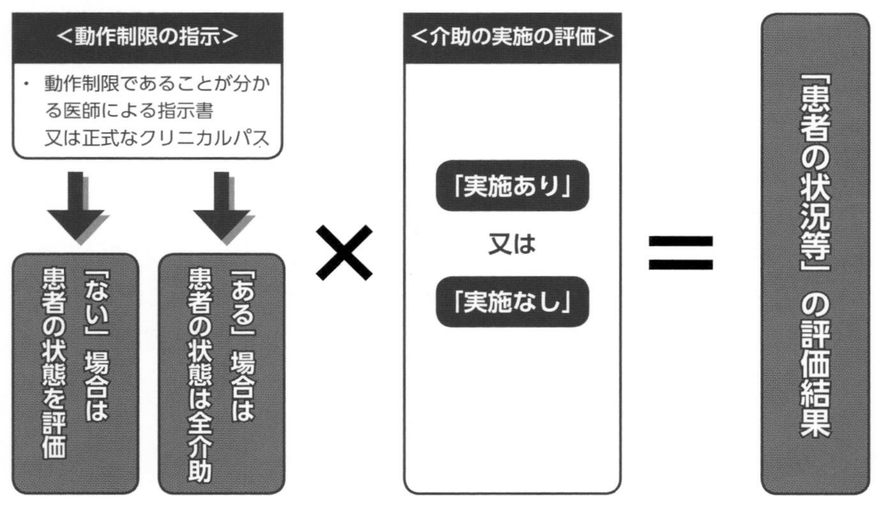

ここが大事

「医師の指示書」は，主治医によるものでなくとも，当該医療機関内の医師の指示書であればよいですし，院内で正式に承認されたクリニカルパスなどに記載された指示でもよいですが院内でのルールが明らかにされていることを示す文章があることが前提となります．

また，医師による動作制限の指示は，同じ表現であっても病院により指示の対象範囲が異なることがあります．後日，第３者が確認を行う際にも同一の評価となるように，**動作制限の指示の対象範囲が明確になるよう，文書化しておくことが大事です．**

ビデオを見てＢ項目を評価しましょう

このビデオは，仮想事例に基づき作成されています．登場する人物等は，すべて架空のものです．

1．調査時刻は，24 時です．
評価日は，7 月 1 日 0 時から 24 時までの 24 時間です．
2．場面にあるものは，記録物があることを前提とします．
3．情報がないものは，「なし」「できる」「介助なし」「介助を要しない移動」と評価します．
4．記録物や会話の内容にも，評価情報が含まれています．

QR コードの使い方は P3 参照

第Ⅱ章

Ｂ項目

---

①「寝返り」を評価してみましょう

岡本さんは病棟個室へ移され，受け持ち看護師と看護補助者が清拭を行い衣服の着替えを一緒に行うことになりました．
医師の指示ではベッド上安静です．

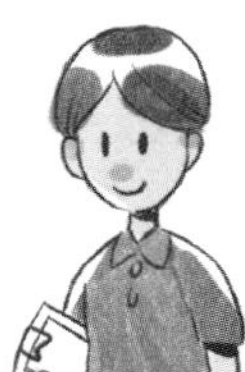

問題　やってみましょう！

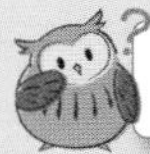

「寝返り」は以下の 3 つの分類のうちどれでしょうか

- □ できる項目
- □ 介助項目
- □ その他

STEP 1 動作制限の有無を確認をしましょう！

STEP1 では動作制限と患者による制限動作の無断実施の有無を確認します.

ここが大事

① 医師の指示による動作制限の有無を確認しましょう.

② 患者による制限動作の無断実施の有無を確認しましょう.

寝返り

①が確認された場合 → 患者の状態は「できない」となります.

②が確認された場合 → 患者の状態は「できる」となります.
ただし，心身の状態などを理由を介助した場合は「できない」となります.

①②が確認されない場合 → STEP2 へ進みます.

このビデオでは,「寝返り」を評価していきましょう.

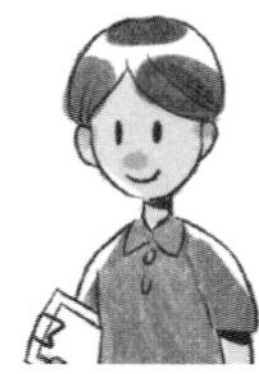

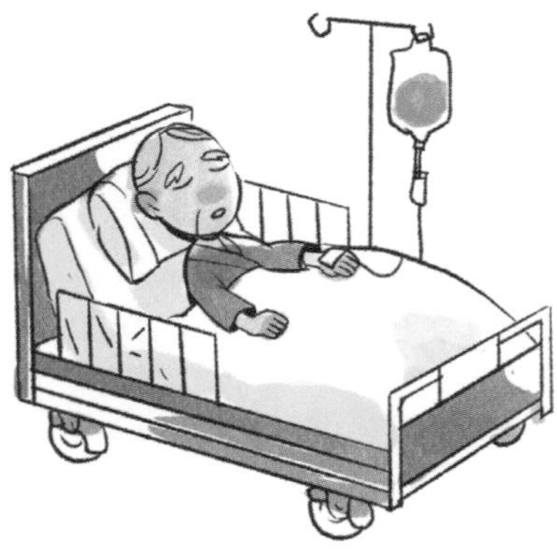

看護師のメモ

7月1日10時30分

病棟個室にて酸素吸入あり.
医師の指示：ベッド上安静.
清拭と着替えを行う際に「まだ起きるのはつらい」とのことで寝たまま全面清拭を行った.
看護師の介助にて自分で柵を持って寝返りを行えた.
清拭後，寝たままで着替えを行った．ボタンは自分でとめられていた.

STEP 2 患者の状態の評価をしましょう！

STEP2 では患者の状態を評価します.

ここが大事
・介助を受けず，１人で問題なくできているかどうか

寝返り
１人で問題なくできた → 評価結果は「できる」となります.
１人でできなかった → STEP3 へ進みます.

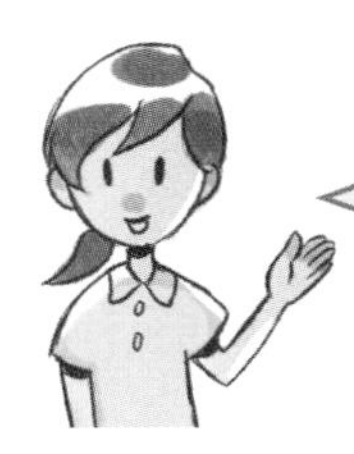

寝返りは１人でできていましたか？介助が必要でしたか？
また，何かにつかまらず，片側だけでも寝返りが１人でできていましたか？

第Ⅱ章

B 項目

解答 P91 問題の解答です

「寝返り」の分類はできる項目です

STEP 3 有事象の状態の評価をしましょう！

STEP3 では有事象の状態の評価をします．

ここが大事

・評価対象の範囲を「全部」なのか「一部」なのか確認します．

寝返り

「全部」の場合 ⟶ 評価結果は「できない」となります．

「一部」の場合 ⟶ 評価結果は「何かにつかまればできる」となります．

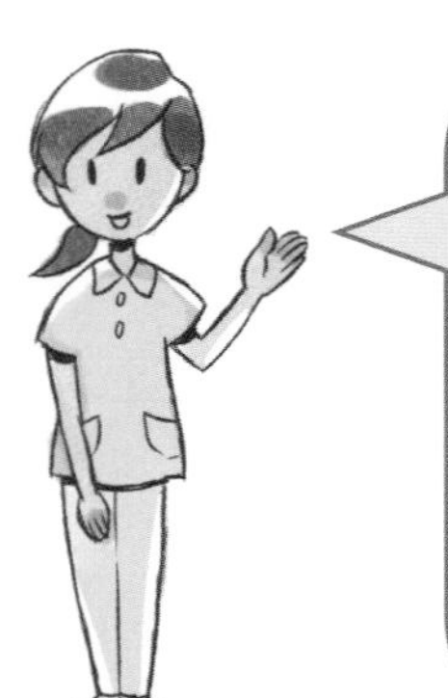

「できない」とは，
看護職員等が患者の手をベッド柵につかまらせるなどの介助を行っている場合となります．
医師の指示により，自力での寝返りを制限されている場合も「できない」とします．
「何かにつかまればできる」状態とは，
何かにつかまれば１人で寝返りができることと，看護職員等が事前に環境を整えておくことによって１人で寝返りができる状態のことです．

問題 やってみましょう！

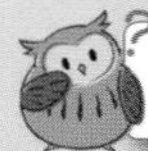

ビデオの「寝返り」を評価してみましょう

患者の状況等	患者の状態			×	介助の実施		=	評価
	0点	1点	2点		0	1		
寝返り	できる	何かにつかまればできる	できない		—	—		点
							B得点	点

問題　「寝返り」を復習してみましょう

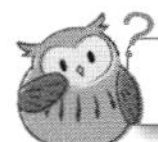

あなたの勤務する病棟で「寝返り」の評価をしてみましょう

第Ⅱ章

B 項目

STEP 1　動作制限の有無の確認

① 医師の指示による動作制限はありましたか？　はい → **できない**

② 患者による制限動作の無断実施がありましたか？　はい → **できる**

いいえ ↓

※心身の状態などを理由に介助した場合は **できない**

STEP 2　患者の状態の評価

① 1 人で問題なくできて，介助も受けていませんか？　はい → **できる**

＊ 1 人で何にもつかまらず，寝返りができる.

↓

STEP 3　有事象の状態の評価

評価対象範囲の確認をしましょう.

一部　全部

全部 → **できない**

- 介助なしでは 1 人で寝返りができないなど.
- 介助を看護職員等が行っている.

一部 ↓

何かにつかまればできる

- 何か（ベッド柵，ひも，バー，サイドレール等）につかまれば 1 人で寝返りができる.
- 看護職員等が事前に環境を整えておく（ひもを吊るす，サイドレール等）ことによって 1 人で寝返りができる.

寝返りの評価得点

できる項目は介助項目とは異なり，総合的に寝返りの自立度を判断して評価します．

解答　P94 問題の解答です

STEP1

動作制限の有無の確認 → 医師の指示はベッド上安静ですから「寝返り」の動作制限はありません．患者による制限動作の無断実施もありませんでした．

STEP2

患者の状態の評価 → 岡本さんは動作を促されましたが，自力ではできない状態でした．

STEP3

有事象の状態の評価 → 岡本さんはベッド柵につかまって「寝返り」を自ら行うことができました．
従って「寝返り」の評価は何かにつかまればできるとなります．

患者の状況等	患者の状態			×	介助の実施		=	評価
	0点	1点	2点		0	1		
1　寝返り	できる	**何かにつかまればできる**	できない		—	—		1点
							B得点	1点

②「衣服の着脱」を評価してみましょう

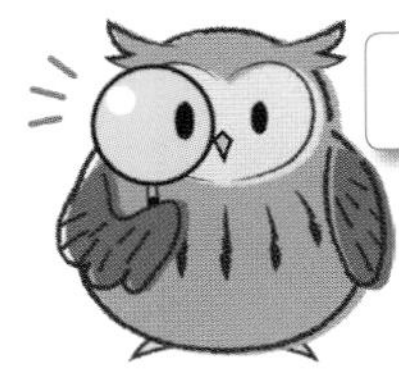

QR コードからビデオを見て評価をしてみましょう.

QR コードの使い方は P3 参照

今回は「衣服の着脱」を評価してみましょう.
岡本さんは入院翌日，清潔ケアとして清拭を実施してもらっています.
医師の指示はベッド上安静です.

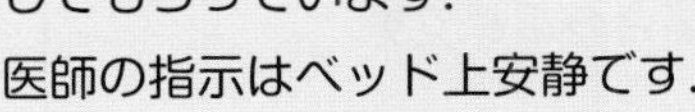

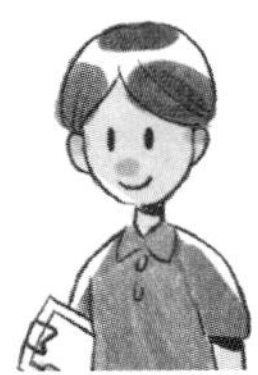

問題　やってみましょう！

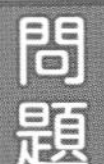

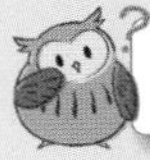

「衣服の着脱」は以下の分類のうちどれでしょうか？

- □ できる項目
- □ 介助項目
- □ その他

STEP 1 動作制限の有無を確認をしましょう！

STEP1 では動作制限と患者による制限動作の無断実施の有無を確認します.

ここが大事

① 医師の指示による動作制限の有無を確認しましょう.

② 患者による制限動作の無断実施の有無を確認しましょう.

衣服の着脱

①が確認された場合 ⟶ 患者の状態は患者の状態は「全介助」となり
STEP3 へ進みます.

②が確認された場合 ⟶ 患者の状態は「自立」となり
STEP3 へ進みます.

①②が確認されない場合 ⟶ STEP2 へ進みます.

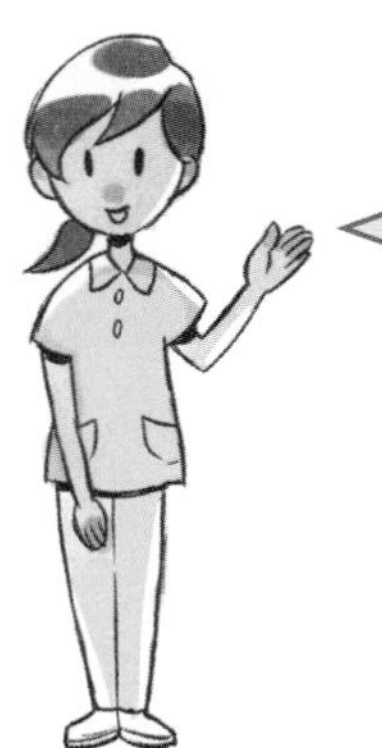

「全介助」とは,
衣服の着脱のときに患者自身でできず，看護職員等の介助が必要な場合のことです.

「自立」とは,
自助具を使用したり，介助なしで衣服の着脱ができる状態です.

STEP 2 患者の状態の評価をしましょう！

STEP2 では患者の状態を評価します.

ここが大事

・患者の状態が,「自立」か「全介助」か「一部介助」かを評価します.

衣服の着脱

1 人で問題なくできた → 患者の状態は「自立」となります.
全てできなかった → 患者の状態は「全介助」となります.
一部できなかった → 患者の状態は「一部介助」となります.

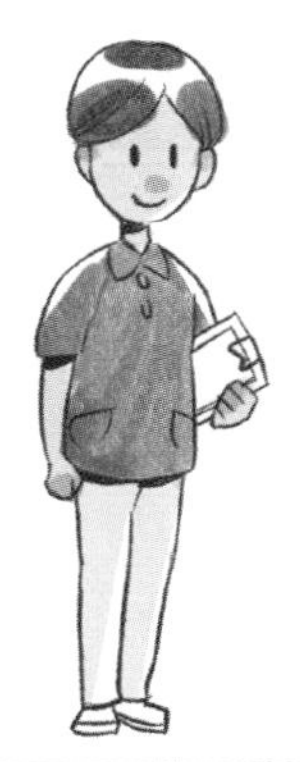

「一部介助」とは,
衣服の着脱のときに一部を患者自身でできず，看護職員等の介助が必要な場合のことです.
看護職員等が衣服の着脱を手伝う必要はないが，転倒防止や見守り，指示を行った場合も含まれます.

解答 P97 問題の解答です

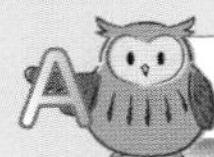

「衣服の着脱」の分類は介助項目です

STEP 3 介助の実施の評価をしましょう！

STEP3 では介助の実施の有無を確認します.

ここが大事

・介助が実施されたかどうかを確認します.

衣服の着脱

介助が実施された場合 → 「実施あり」となります.

介助が実施されなかった場合 → 「実施なし」となります.

衣服の着脱の評価得点

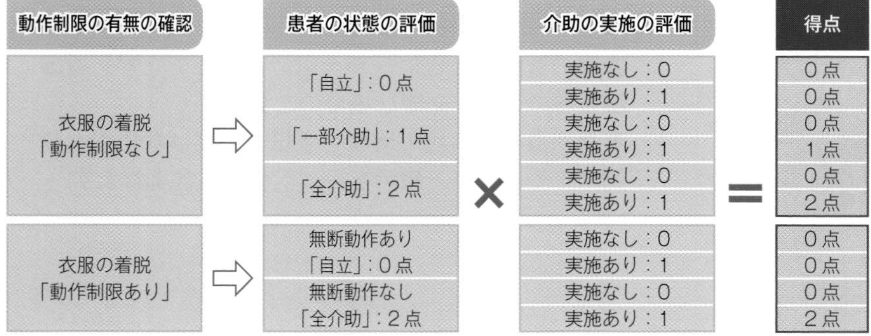

動作制限の有無の確認		患者の状態の評価		介助の実施の評価		得点
衣服の着脱「動作制限なし」	⇨	「自立」: 0 点	×	実施なし : 0	=	0 点
				実施あり : 1		0 点
		「一部介助」: 1 点		実施なし : 0		0 点
				実施あり : 1		1 点
		「全介助」: 2 点		実施なし : 0		0 点
				実施あり : 1		2 点
衣服の着脱「動作制限あり」	⇨	無断動作あり「自立」: 0 点		実施なし : 0		0 点
				実施あり : 1		0 点
		無断動作なし「全介助」: 2 点		実施なし : 0		0 点
				実施あり : 1		2 点

問題 やってみましょう！

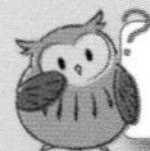

ビデオの「衣服の着脱」を評価してみましょう

患者の状況等	患者の状態			×	介助の実施		=	評価
	0 点	1 点	2 点		0	1		
衣服の着脱	自立	一部介助	全介助		実施なし	実施あり		点
							B 得点	点

問題　「衣服の着脱」を復習してみましょう

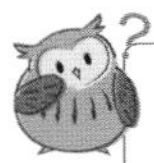

あなたの勤務する病棟で「衣服の着脱」の評価をしてみましょう

STEP 1　動作制限の有無の確認

① 医師の指示による動作制限はありましたか？　はい → **全介助**

② 患者による制限動作の無断実施がありましたか？　はい → **自立**　STEP3へ進む

いいえ ↓

STEP 2　患者の状態の評価

1人ではできず，介助を受けていますか？

はい → **全介助**　衣服の着脱のときに患者自身でできず，看護職員等の介助が必要な場合のことです．

はい → **一部介助**　衣服の着脱のときに一部を患者自身でできず，看護職員等の介助が必要な場合のことです．

いいえ → **自立**　自助具を使用したり，介助なしで衣服の着脱ができる状態です．

STEP 3　介助の実施の評価

介助の実施がありましたか？

はい → **実施あり**

いいえ → **実施なし**

第Ⅱ章

B項目

解答　P100 問題の解答です

STEP1

動作制限の有無の確認 → 医師の指示はベッド上安静ですから「衣服の着脱」の動作制限はありません．患者による制限動作の無断実施もありませんでした．

STEP2

患者の状態の評価 → 点滴挿入の状態や患者の ADL の状況などから考えて全介助の必要性を予測しながら看護ケアを行っています．患者さんの自発性を促しボタンを留める行為の一部はできているので，患者の状態の評価は一部介助となります．

STEP3

介助の実施の評価 → 看護師が介助を行っていますので，実施ありとなります．

患者の状況等	患者の状態			×	介助の実施		=	評価
	0点	1点	2点		0	1		
5　衣服の着脱	自立	一部介助	全介助		実施なし	実施あり		1点
							B得点	1点

MEMO

③「移乗」を評価してみましょう

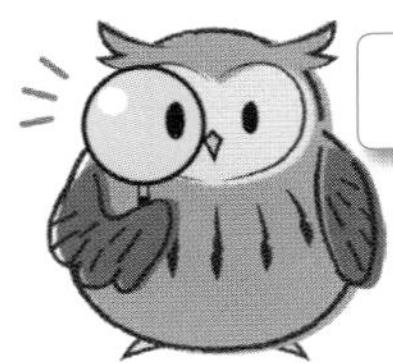

QR コードからビデオを見て評価をしてみましょう．

QR コードの使い方は P3 参照

第Ⅱ章

B 項目

岡本さんは検査に行くためにスライディングボードを使用して移乗しました．

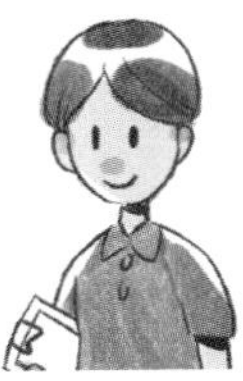

問題　やってみましょう！

「移乗」は以下の 3 つに分類のうちどれでしょうか

- □ できる項目
- □ 介助項目
- □ その他

STEP 1 動作制限の有無を確認しましょう！

STEP1 では動作制限と患者による制限動作の無断実施の有無を確認します．

ここが大事

① 医師の指示による動作制限の有無を確認しましょう．

② 患者による制限動作の無断実施の有無を確認しましょう．

移乗

①が確認された場合 → 患者の状態は患者の状態は「全介助」となり STEP3 へ進みます．

②が確認された場合 → 患者の状態は「自立」となり STEP3 へ進みます．

①②が確認されない場合 → STEP2 へ進みます．

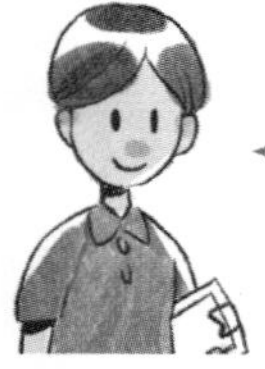

① 医師の指示による動作制限の有無の確認のなかで，ベッド上安静の指示は制限には含めません．

解答 P103 問題の解答です

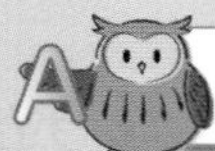

「移乗」の分類は介助項目です

STEP 2 患者の状態の評価をしましょう！

STEP2 では患者の状態を評価します.

ここが大事

・患者の状態が,「自立」か「全介助」か「一部介助」かを評価します.

移乗

1 人で問題なくできた → 患者の状態は「自立」となります.
全くできなかった → 患者の状態は「全介助」となります.
一部できなかった → 患者の状態は「一部介助」となります.

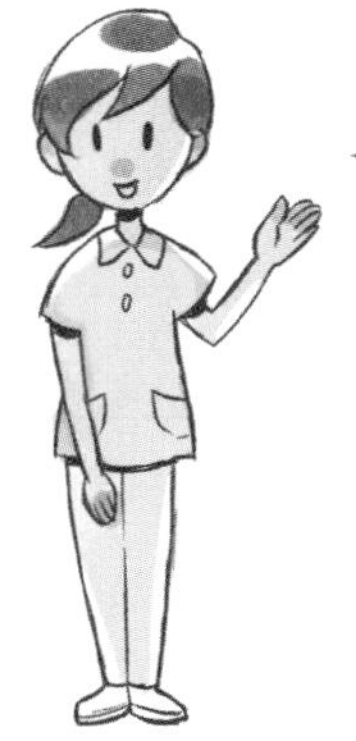

「全介助」とは,
1 人では全くできないために, 全面的に介助が必要な場合です. また, スライド式の移乗用補助具の使用が必要な場合も含みます.

「一部介助」とは,
移乗の際に, 安全のため見守る必要がある場合や, 他者が手を添える, 体幹を支えるなどの一部介助がある場合です. また, 車椅子等への移乗の際に, 患者自身も立つ, 向きを変える, 数歩動くなどができている場合です.

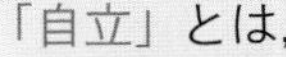

「自立」とは,
どのような状態でも 1 人でできる場合です.

STEP 3 介助の実施の評価をしましょう！

STEP3 では介助の実施の有無を確認します．

ここが大事

・介助が実施されたかどうかを確認します．

移乗

介助が実施された場合 → 「実施あり」となります．

介助が実施されなかった場合 → 「実施なし」となります．

移乗の評価得点

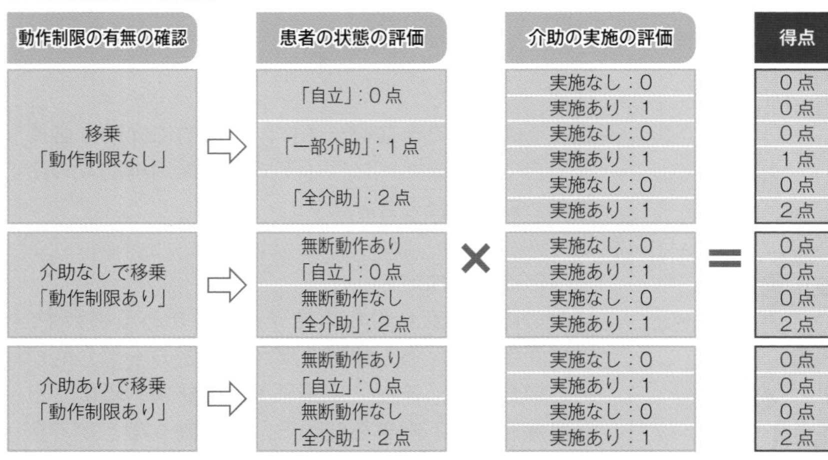

動作制限の有無の確認	患者の状態の評価	×	介助の実施の評価	=	得点
移乗「動作制限なし」	「自立」：0点		実施なし：0		0点
			実施あり：1		0点
	「一部介助」：1点		実施なし：0		0点
			実施あり：1		1点
	「全介助」：2点		実施なし：0		0点
			実施あり：1		2点
介助なしで移乗「動作制限あり」	無断動作あり「自立」：0点		実施なし：0		0点
			実施あり：1		0点
	無断動作なし「全介助」：2点		実施なし：0		0点
			実施あり：1		2点
介助ありで移乗「動作制限あり」	無断動作あり「自立」：0点		実施なし：0		0点
			実施あり：1		0点
	無断動作なし「全介助」：2点		実施なし：0		0点
			実施あり：1		2点

問題 やってみましょう！

ビデオの「移乗」を評価してみましょう

患者の状況等	患者の状態			×	介助の実施		=	評価
	0点	1点	2点		0	1		
移乗	自立	一部介助	全介助		実施なし	実施あり		点
							B得点	点

問題　「移乗」を復習してみましょう

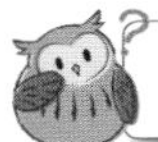

あなたの勤務する病棟で「移乗」の評価をしてみましょう

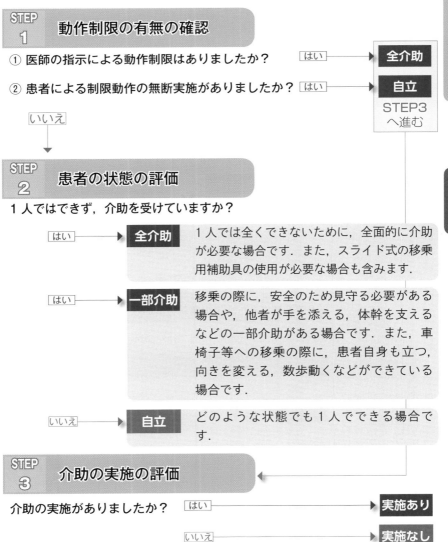

STEP 1　動作制限の有無の確認

① 医師の指示による動作制限はありましたか？　はい → **全介助**

② 患者による制限動作の無断実施がありましたか？　はい → **自立**

STEP3へ進む

いいえ ↓

STEP 2　患者の状態の評価

1人ではできず，介助を受けていますか？

はい → **全介助**　1人では全くできないために，全面的に介助が必要な場合です．また，スライド式の移乗用補助具の使用が必要な場合も含みます．

はい → **一部介助**　移乗の際に，安全のため見守る必要がある場合や，他者が手を添える，体幹を支えるなどの一部介助がある場合です．また，車椅子等への移乗の際に，患者自身も立つ，向きを変える，数歩動くなどができている場合です．

いいえ → **自立**　どのような状態でも1人でできる場合です．

STEP 3　介助の実施の評価

介助の実施がありましたか？　はい → **実施あり**

いいえ → **実施なし**

解答　P106 問題の解答です

STEP1
動作制限の有無の確認 → 医師の指示はベッド上安静ですが「移乗」の動作制限はありません．患者による制限動作の無断実施もありませんでした．

STEP2
患者の状態の評価 → 岡本さんは安静のため臥床している状態ですので全介助となります．

STEP3
介助の実施の評価 → 看護師が介助を行っていますので，実施あり となります．

患者の状況等	患者の状態			×	介助の実施		=	評価
	0点	1点	2点		0	1		
2　移乗	自立	一部介助	全介助		実施なし	実施あり		2点
							B得点	2点

Topics!

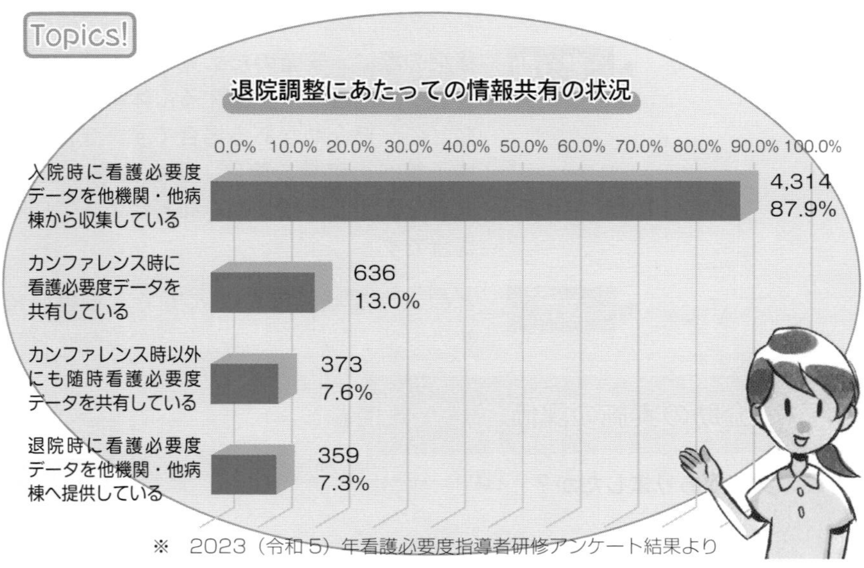

※　2023（令和5）年看護必要度指導者研修アンケート結果より

④「食事摂取」を評価してみましょう

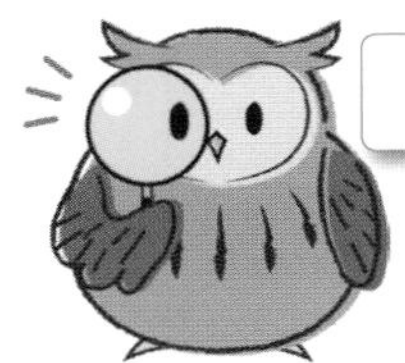

QR コードからビデオを見て評価をしてみましょう.

QR コードの使い方は P3 参照

第Ⅱ章

B 項目

医師の指示で食事の指示が出ています.
昼食の用意をしました.

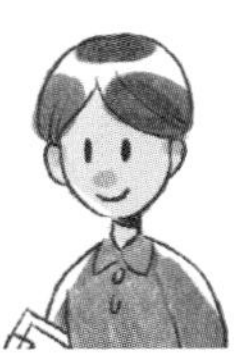

問題　やってみましょう！

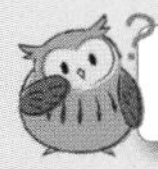

「食事摂取」は以下の分類のうちどれでしょうか？

□ できる項目
□ 介助項目
□ その他

STEP 1 動作制限の有無を確認しましょう！

STEP1 では動作制限と患者による制限動作の無断実施の有無を確認します.

ここが大事

① 医師の指示による動作制限の有無を確認しましょう.
② 患者による制限動作の無断実施の有無を確認しましょう.

食事摂取

①が確認された場合 ⟶ 患者の状態は患者の状態は「全介助」となり STEP3 へ進みます.

②が確認された場合 ⟶ 患者の状態は「自立」となり STEP3 へ進みます.

①②が確認されない場合 ⟶ STEP2 へ進みます.

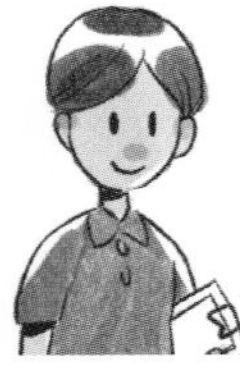

ここでの① 医師の指示による動作制限の有無の確認とは，食止めや絶食を指します.

解答 P109 問題の解答です

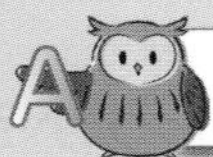

「食事摂取」の分類は介助項目です

STEP 2

患者の状態の評価をしましょう！

STEP2 では患者の状態を評価します．

ここが大事

・患者の状態が，「自立」か「全介助」か「一部介助」かを評価します．

食事摂取

1 人で問題なくできた ⟶ 患者の状態は「自立」となります．

全くできなかった ⟶ 患者の状態は「全介助」となります．

一部できなかった ⟶ 患者の状態は「一部介助」となります．

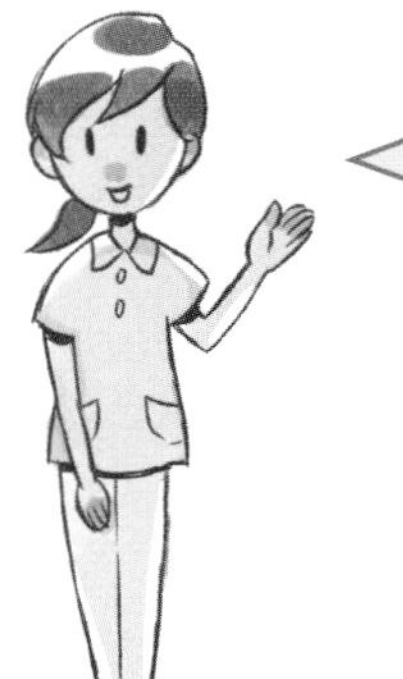

「全介助」とは，
1 人では全く食べることができず，食事開始から終了まで全面的に介助が必要な場合です．

「一部介助」とは，
食事中に一部介助が必要な場合です．例えば食卓で食べやすいように配慮する行為や，食事の温め，患者の心身の状態等の理由から見守りや指示が必要な場合等です．また，経管栄養の場合で一部介助が必要な場合です．

「自立」とは，
介助・見守りなしでも 1 人で食事ができる場合です．
経管栄養の場合でも 1 人で行える場合です．

STEP 3 介助の実施の評価をしましょう！

STEP3 では介助の実施の有無を確認します．

ここが大事

- 介助が実施されたかどうかを確認します．
- 家族が行った介助や食欲の観察は評価に含めません．
- 経口栄養と経管栄養を併用している場合は自立度の低い方で評価します．
- 訓練でも食事摂取した場合は評価の対象です．

食事摂取

介助が実施された場合 →「実施あり」となります．
介助が実施されなかった場合 →「実施なし」となります．

食事摂取の評価得点

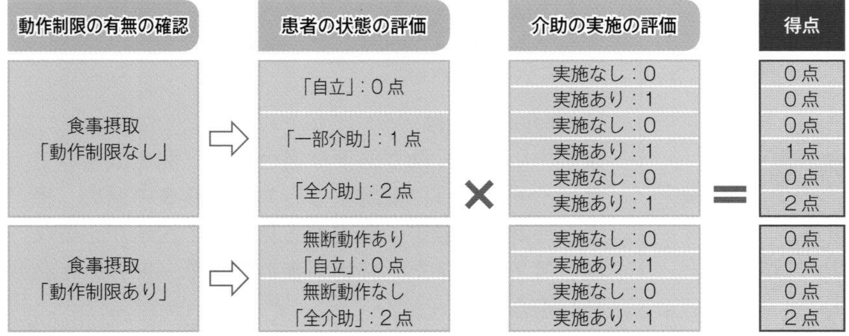

動作制限の有無の確認	患者の状態の評価	× 介助の実施の評価	= 得点
食事摂取「動作制限なし」	「自立」：0点	実施なし：0	0点
		実施あり：1	0点
	「一部介助」：1点	実施なし：0	0点
		実施あり：1	1点
	「全介助」：2点	実施なし：0	0点
		実施あり：1	2点
食事摂取「動作制限あり」	無断動作あり「自立」：0点	実施なし：0	0点
		実施あり：1	0点
	無断動作なし「全介助」：2点	実施なし：0	0点
		実施あり：1	2点

問題 やってみましょう！

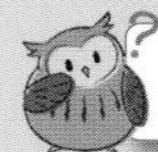

ビデオの「食事摂取」を評価してみましょう

患者の状況等	患者の状態 0点	1点	2点	×	介助の実施 0	1	=	評価
食事摂取	自立	一部介助	全介助		実施なし	実施あり		点
							B得点	点

問題　「食事摂取」を復習してみましょう

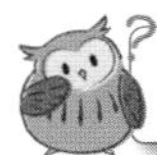

あなたの勤務する病棟で「食事摂取」の評価をしてみましょう

STEP 1　動作制限の有無の確認

① 医師の指示による動作制限はありましたか？　はい → **全介助**

② 患者による制限動作の無断実施がありましたか？　はい → **自立**

STEP3へ進む

いいえ ↓

STEP 2　患者の状態の評価

1人ではできず，介助を受けていますか？

はい → **全介助**　1人では全く食べることができず，食事開始から終了まで全面的に介助が必要な場合です．

はい → **一部介助**　食事中に一部介助が必要な場合です．例えば食卓で食べやすいように配慮する行為や，食事の温め，患者の心身の状態等の理由から見守りや指示が必要な場合等です．また，経管栄養の場合で一部介助が必要な場合です．

いいえ → **自立**　介助・見守りなしでも1人で食事ができる場合です．経管栄養の場合でも1人で行える場合です．

STEP 3　介助の実施の評価

介助の実施がありましたか？　はい → **実施あり**

いいえ → **実施なし**

解答　P112 問題の解答です

STEP1

動作制限の有無の確認 → 医師の指示で食事の指示がでています．動作制限，患者による制限動作の無断実施もありませんでした．

STEP2

患者の状態の評価 → 食事摂取にかかる見守りや一部介助の必要性を予測し，看護介入が必要な状態でした．

STEP3

介助の実施の評価 → 看護師が介助を行っていますので，実施ありとなります．

患者の状況等	患者の状態 0点	患者の状態 1点	患者の状態 2点	×	介助の実施 0	介助の実施 1	=	評価
4　食事摂取	自立	一部介助	全介助		実施なし	実施あり		1点
							B得点	1点

Topics!

看護必要度を活用して退院のタイミングを検討したことがありますか？

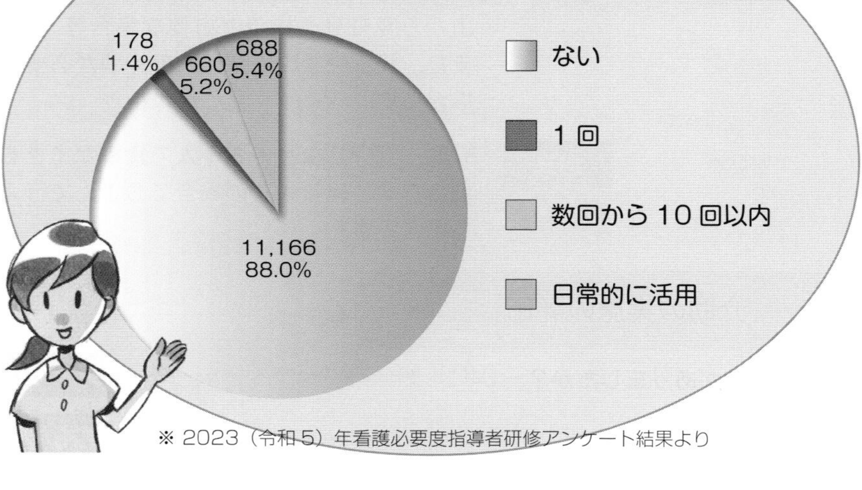

回答	件数	割合
ない	11,166	88.0%
1回	178	1.4%
数回から10回以内	660	5.2%
日常的に活用	688	5.4%

※ 2023（令和5）年看護必要度指導者研修アンケート結果より

⑤「口腔清潔」を評価してみましょう

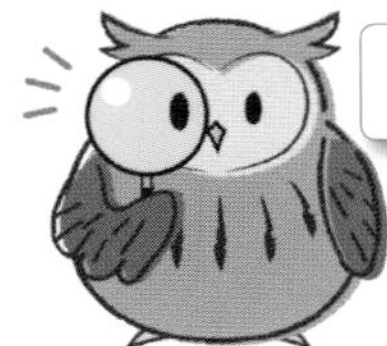

QR コードからビデオを見て評価をしてみましょう.

QR コードの使い方は P3 参照

岡本さんは食事の後に歯磨きを行います.
医師の指示による口腔清潔にかかわる動作制限はありません.

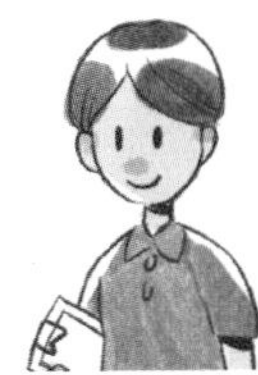

第Ⅱ章

B 項目

問題 やってみましょう!

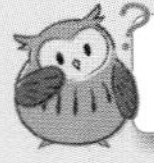

口腔清潔は以下の分類のうちどれでしょうか?

- □ できる項目
- □ 介助項目
- □ その他

STEP 1 動作制限の有無を確認しましょう！

STEP1 では動作制限と患者による制限動作の無断実施の有無を確認します.

ここが大事

① 医師の指示による動作制限の有無を確認しましょう.

② 患者による制限動作の無断実施の有無を確認しましょう.

口腔清潔

①が確認された場合 ⟶ 患者の状態は患者の状態は「要介助」となり STEP3 へ進みます.

②が確認された場合 ⟶ 患者の状態は「自立」となり STEP3 へ進みます.

①②が確認されない場合 ⟶ STEP2 へ進みます.

Topics!

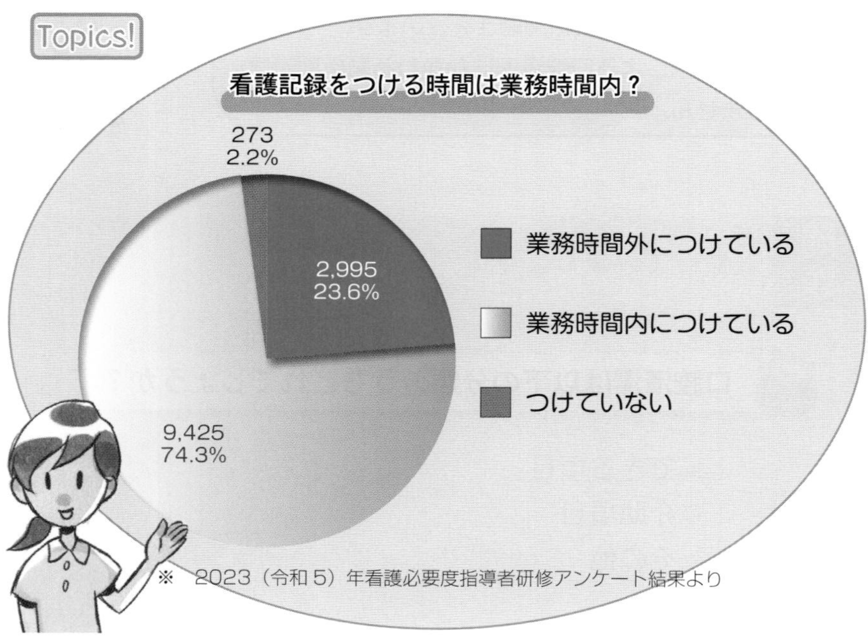

STEP 2 患者の状態の評価をしましょう！

STEP2 では患者の状態を評価します.

ここが大事

・患者の状態が，介助が必要とするかしないかを評価します.

口腔清潔

介助が必要だった → 患者の状態は「要介助」となります.

介助が必要なかった → 患者の状態は「自立」となります.

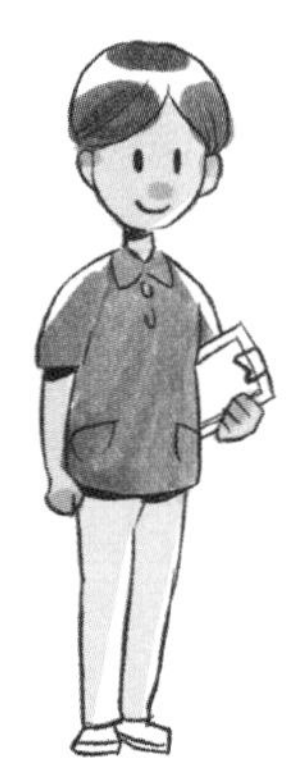

「要介助」とは，
介助が必要だった場合です.
患者の心身の状態などの理由から見守りや指示が必要であった場合も含めます.

「自立」とは，
介助・見守りなしでも１人で「口腔清潔」ができる場合です.

解答

P115 問題の解答です

「口腔清潔」の分類は介助項目です

STEP 3　介助の実施の評価をしましょう！

STEP3 では介助の実施の有無を確認します.

ここが大事

・介助が実施されたかどうかを確認します.

口腔清潔

介助が実施された場合　→「実施あり」となります.

介助が実施されなかった場合 →「実施なし」となります.

口腔清潔の評価得点

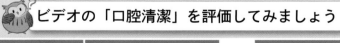

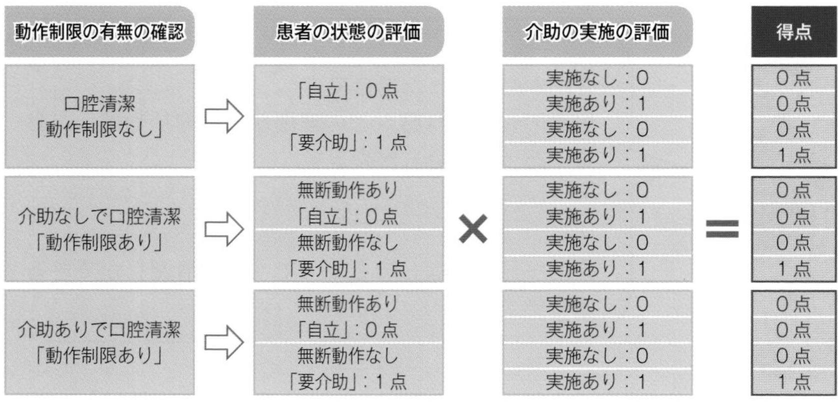

動作制限の有無の確認		患者の状態の評価		介助の実施の評価		得点
口腔清潔「動作制限なし」	⇨	「自立」：0点	×	実施なし：0	＝	0点
				実施あり：1		0点
		「要介助」：1点		実施なし：0		0点
				実施あり：1		1点
介助なしで口腔清潔「動作制限あり」	⇨	無断動作あり「自立」：0点		実施なし：0		0点
				実施あり：1		0点
		無断動作なし「要介助」：1点		実施なし：0		0点
				実施あり：1		1点
介助ありで口腔清潔「動作制限あり」	⇨	無断動作あり「自立」：0点		実施なし：0		0点
				実施あり：1		0点
		無断動作なし「要介助」：1点		実施なし：0		0点
				実施あり：1		1点

問題　やってみましょう！

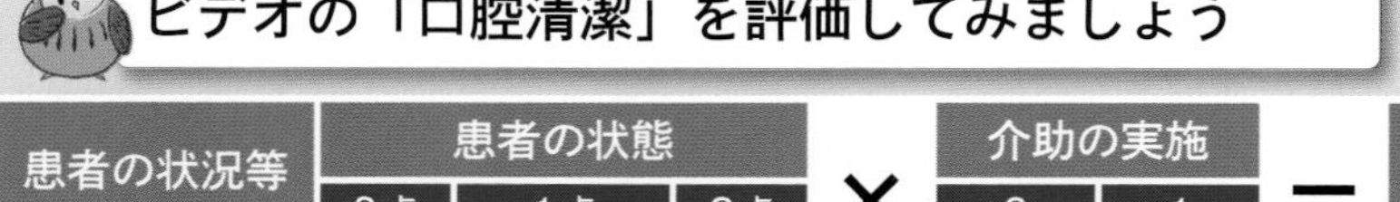

患者の状況等	患者の状態			×	介助の実施		＝	評価
	0点	1点	2点		0	1		
3　口腔清潔	自立	要介助	―		実施なし	実施あり		点
							B得点	点

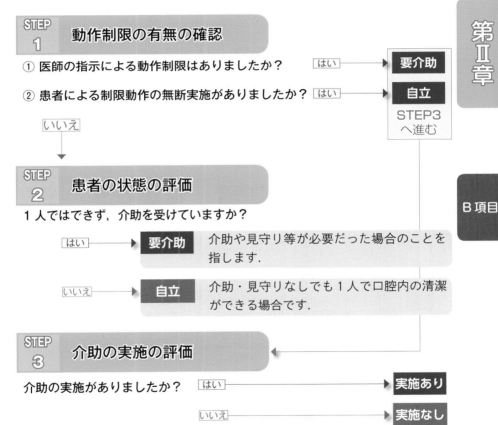

問題 「口腔清潔」を復習してみましょう

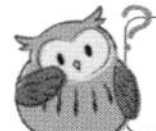

あなたの勤務する病棟で「口腔清潔」の評価をしてみましょう

STEP 1 動作制限の有無の確認

① 医師の指示による動作制限はありましたか？ はい → **要介助**

② 患者による制限動作の無断実施がありましたか？ はい → **自立**

STEP3へ進む

いいえ ↓

STEP 2 患者の状態の評価

1人ではできず，介助を受けていますか？

はい → **要介助** 介助や見守り等が必要だった場合のことを指します．

いいえ → **自立** 介助・見守りなしでも1人で口腔内の清潔ができる場合です．

STEP 3 介助の実施の評価

介助の実施がありましたか？ はい → **実施あり**

いいえ → **実施なし**

- 口腔内の清潔には「歯磨き，うがい，口腔内清拭，舌のケア等の介助から義歯の手入れ，挿管中の吸引による口腔洗浄，ポピドンヨード剤等の薬剤による洗浄」も含まれます．
- 口腔清潔に含めないものは「舌や口腔内のホウ砂グリセリンの塗布」，「口腔内吸引のみ」等です．
- 歯がない場合は，「うがいや義歯の清潔等」，口腔内の清潔に関する類似の行為が行われているかどうかに基づいて判断します．

解答　P118 問題の解答です

STEP1

動作制限の有無の確認 ⟶ 医師の指示で口腔清潔にかかる動作制限はなく，患者による制限動作の無断実施もありませんでした.

STEP2

患者の状態の評価 ⟶ 南看護師は岡本さんに必要な介助内容は,「歯磨きにかかる準備，歯磨き中の見守り」と判断し看護補助者に介助を依頼してもよいと判断し要介助としていました.

STEP3

介助の実施の評価 ⟶ 介助は実施されていますが，介助行為を行ったのは看護補助者ですので実施なしとなります.

患者の状況等	患者の状態			×	介助の実施		=	評価
	0点	1点	2点		0	1		
3　口腔清潔	自立	要介助	―		実施なし	実施あり		0点
							B得点	0点

Topics!

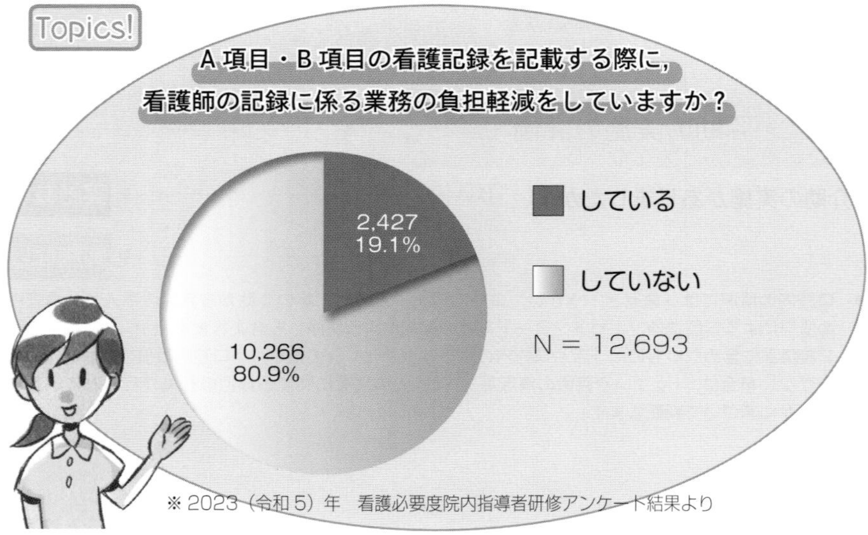

※ 2023（令和5）年　看護必要度院内指導者研修アンケート結果より

⑥「診療・療養上の指示が通じる」を評価してみましょう

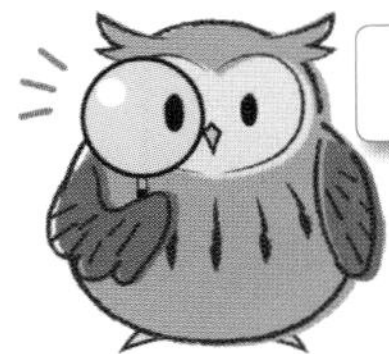

QR コードからビデオを見て評価をしてみましょう.

QR コードの使い方は P3 参照

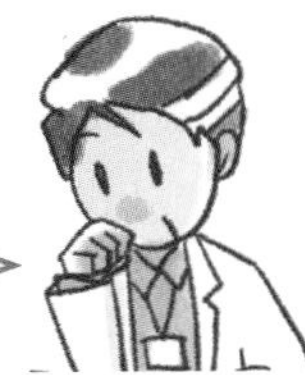

7月 1 日 15 時 30 分
病棟個室にてベッド上安静の指示を出しています.

問題　やってみましょう！

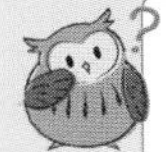

「診療・療養上の指示が通じる」は以下の分類のうちどれでしょうか？

- □ できる項目
- □ 介助項目
- □ その他

STEP 1 動作制限の有無を確認しましょう！

STEP1 では動作制限の想定はありません.

ここが大事

「診療・療養上の指示が通じる」では動作制限の想定はありません.

STEP2 へ進みます.

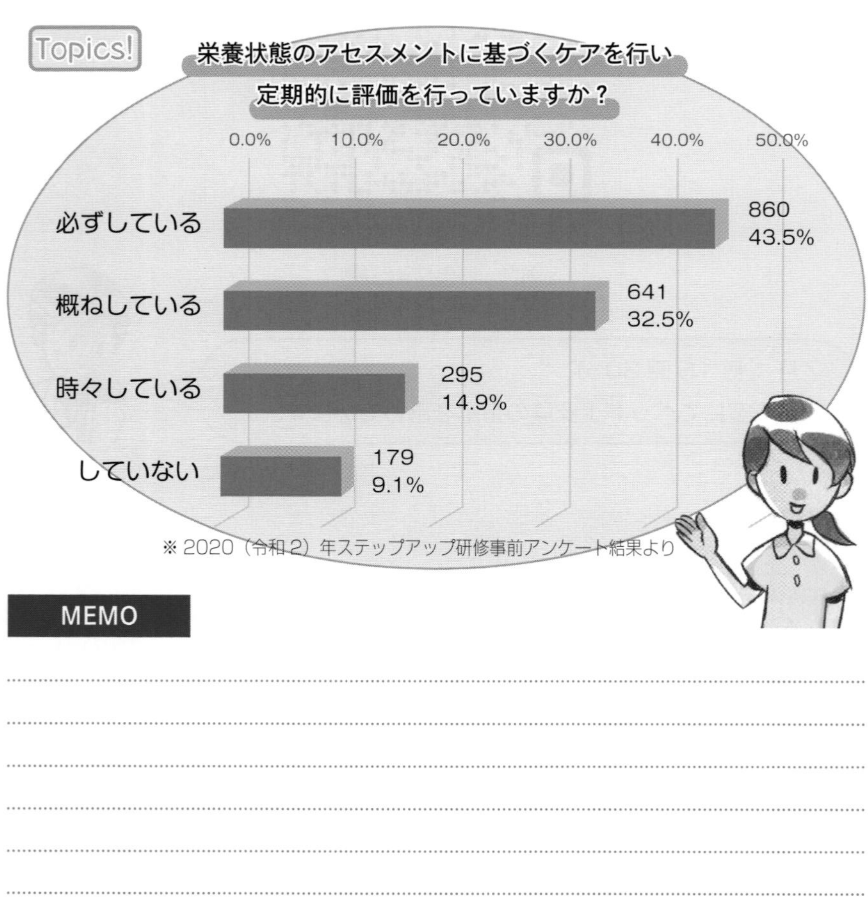

※ 2020（令和 2）年ステップアップ研修事前アンケート結果より

MEMO

STEP 2 患者の状態の評価をしましょう！

STEP2 でも患者の状態を評価しません.

ここが大事

「診療・療養上の指示が通じる」では患者の状態を評価しません.

STEP3 へ進みます.

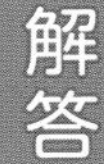

P121 問題の解答です

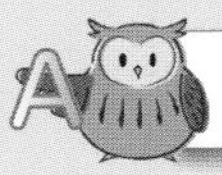

「診療・療養上の指示が通じる」の分類はその他です

MEMO

STEP 3 有事象の状態の評価をしましょう！

STEP3 では有事象の状態の評価をします．

ここが大事

・診療・療養上で必要な指示内容であり，指示が適切に行えていること．

診療・療養上の指示が通じる

診療・療養上の指示に対して，常に指示通りにできていた場合

→ 評価は「はい」となります．

診療・療養上の指示に対して，１回でも指示通りにできていない場合

→ 評価は「いいえ」となります．

意識障害などにより指示を理解できない場合

→ 評価は「いいえ」となります．

自分なりの解釈により結果的に指示通りにできていない場合

→ 評価は「いいえ」となります．

診療・療養上の指示の評価得点

「いいえ」→ １点

「はい」→ ０点

問題 やってみましょう！

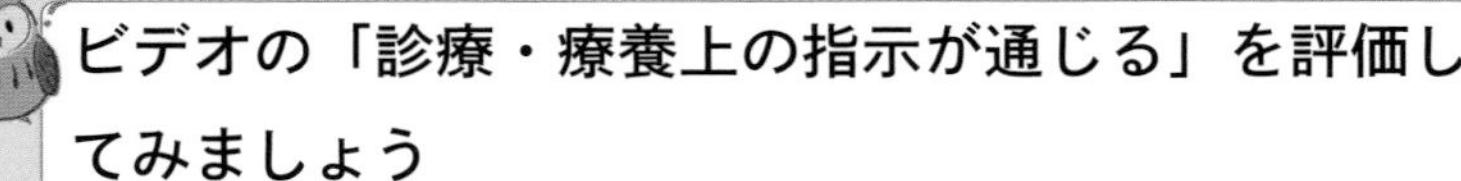

ビデオの「診療・療養上の指示が通じる」を評価してみましょう

□ 評価は「いいえ」

□ 評価は「はい」

問題 「診療・療養上の指示が通じる」を復習してみましょう

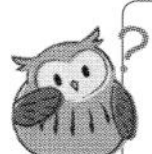

あなたの勤務する病棟で「診療・療養上の指示が通じる」の評価をしていきましょう

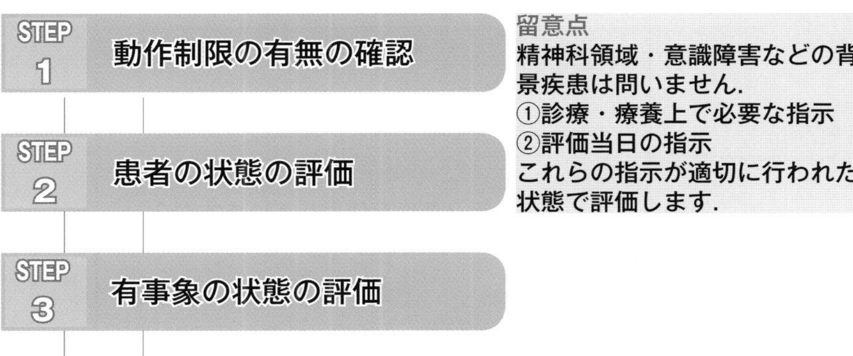

留意点
精神科領域・意識障害などの背景疾患は問いません.
①診療・療養上で必要な指示
②評価当日の指示
これらの指示が適切に行われた状態で評価します.

・診療・療養上の指示が適切に行えていましたか？

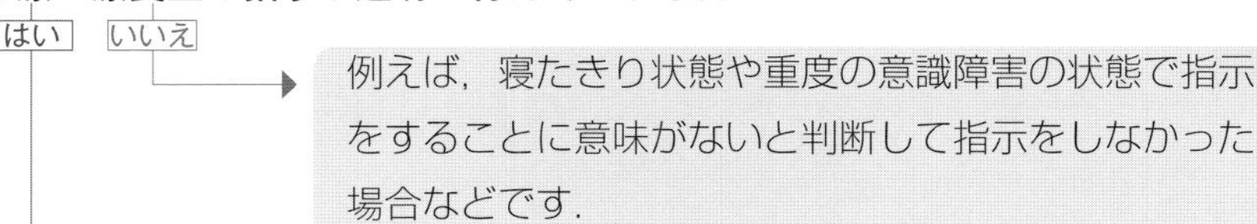

例えば，寝たきり状態や重度の意識障害の状態で指示をすることに意味がないと判断して指示をしなかった場合などです.

・診療・療養上の指示が通じていましたか？

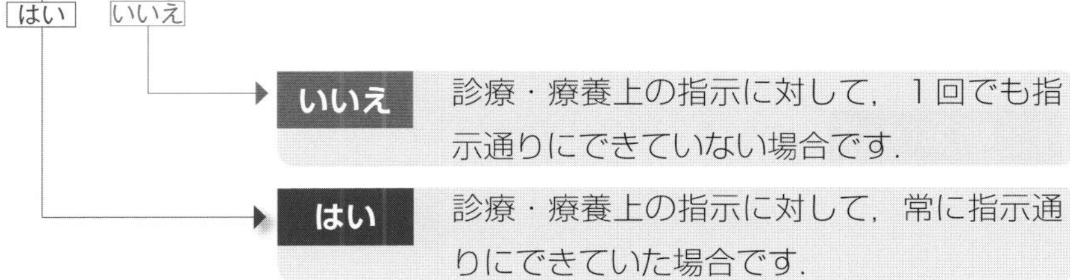

いいえ 診療・療養上の指示に対して，1回でも指示通りにできていない場合です.

はい 診療・療養上の指示に対して，常に指示通りにできていた場合です.

第Ⅱ章

B項目

解答　P124 問題の解答です

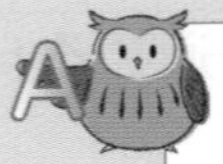

ビデオではベッド上安静で端坐位禁ですが，自分でベッドから降りて動こうとする行動が見られていましたので，評価は「いいえ」となります．

Topics!

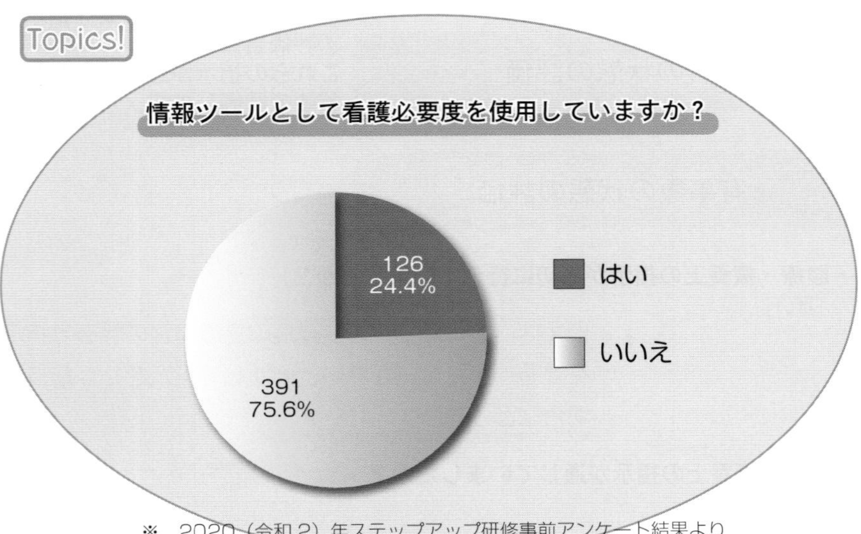

※　2020（令和 2）年ステップアップ研修事前アンケート結果より

MEMO

⑦「危険行動」を評価してみましょう

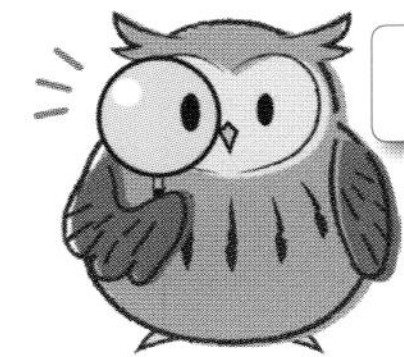

QR コードからビデオを見て評価をしてみましょう．

QR コードの使い方は P3 参照

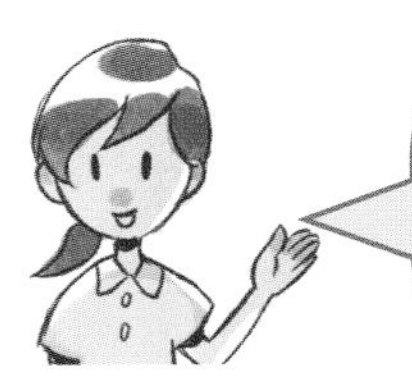

昼間より，意思疎通が上手くいかないことがあり，認知状態の観察と危険行動の予防を行う必要があります．

問題　やってみましょう！

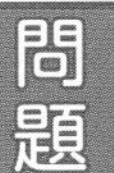

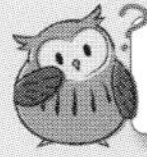

「危険行動」は以下の分類のうちどれでしょうか？

- □ できる項目
- □ 介助項目
- □ その他

STEP 1 動作制限の有無を確認しましょう！

STEP1 では動作制限の想定はありません.

ここが大事

「危険行動」では動作制限の想定はありません.

STEP2 へ進みます.

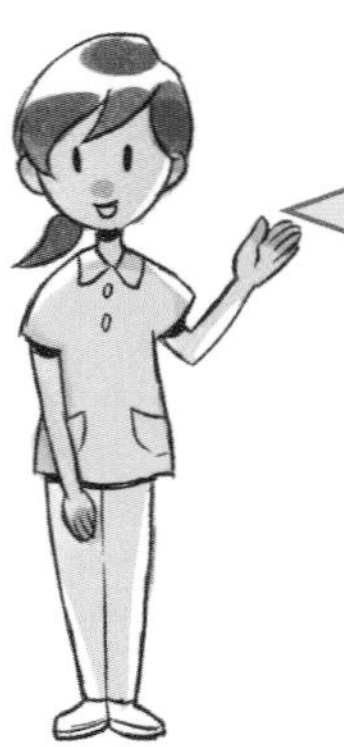

7月1日18時以降に実施したこと以下になります.

1）意識レベルの観察
2）意思疎通の状況
3）睡眠状況，覚醒状況
4）6時～21時まで30分毎の巡視，21時以降は1時間毎の巡視を行う
5）必要時，看護師または看護補助者による見守りを行う

解答 P127 問題の解答です

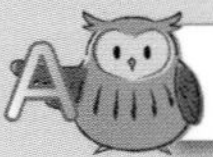

「危険行動」の分類はその他です

STEP 2 患者の状態の評価をしましょう！

STEP2 でも患者の状態を評価しません.

ここが大事

「危険行動」では患者の状態を評価しません.

STEP3 へ進みます.

問題

やってみましょう！

ビデオを見て「危険行動」を評価してみましょう

□ 評価は「ある」
□ 評価は「ない」

MEMO

STEP 3 有事象の状態の評価をしましょう！

STEP3 では評価対象期間内の発生を確認します．

ここが大事

・過去 1 週間以内に対策をして，危険行動が発生した場合も評価対象期間内です．その場合，評価当日にも対策をしていなければなりません．

危険行動

評価期間内で対策もした ⟶ 評価は「ある」となります．
評価期間外だった ⟶ 評価は「ない」となります．
危険行動がなかった ⟶ 評価は「ない」となります．
対策をしていなかった ⟶ 評価は「ない」となります．

危険行動の評価得点

「ない」⟶ 0 点
「ある」⟶ 2 点

解答 P129 問題の解答です

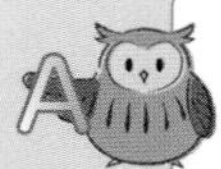

ビデオでは点滴を抜去し，起き上がろうとしていましたが，「対策がもたれている状況下で発生した危険行動ではない」ので「ない」となります．

問題　「危険行動」を復習してみましょう

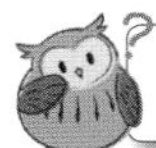

あなたの勤務する病棟で「危険行動」の評価をしてみましょう

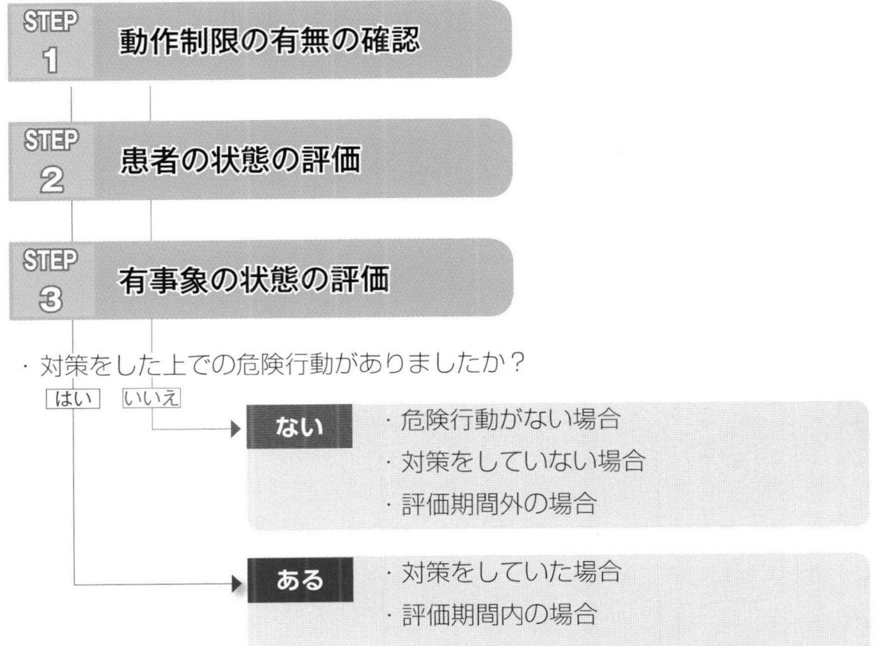

ここが大事

・認知症や背景疾患・原因等の有無，行動の持続時間等の程度を判断基準にはしません．

・病室での喫煙や大声を出す・暴力を振るうなどの，迷惑行為は，含めません．

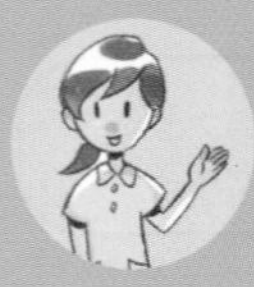

C 項目を評価してみましょう

Lesson

1： C 項目の評価 STEP を学びましょう

2： C 項目を学びましょう

3： 対象手術と対象期間について学びましょう

4： 日数は，どのように数えるのか，学んでいきましょう

5： コード型の考え方を学びましょう

6： 必要度Ⅰと必要度Ⅱの違いは何ですか？

7： 「根拠となる記録」はどうすればよいでしょうか

8： 評価の根拠となる入院 EF 統合ファイルについて学びましょう

9： DPC 対象病院ではない場合は，どうなるのでしょう

C 項目一覧

評価票		一般病棟 ＊1		ICU ＊2	HCU ＊3	回復期＊4
		必要度Ⅰ	必要度Ⅱ			
C. 患者の状況等						
1	開頭手術（11 日間）	○	○			
2	開胸手術（9 日間）	○	○			
3	開腹手術（6 日間）	○	○			
4	骨の手術（10 日間）	○	○			
5	胸腔鏡・腹腔鏡手術（4 日間）	○	○			
6	全身麻酔・脊椎麻酔の手術（5 日間）	○	○			
7	救命等に係る内科的治療（4 日間）	○	○			
8	別に定める検査（2 日間）	○	○			
9	別に定める手術（5 日間）	○	○			

＊1　一般病棟用の重症度，医療・看護必要度に係る評価票Ⅰ・Ⅱ
＊2　特定集中治療室用の重症度，医療・看護必要度に係る評価票
＊3　ハイケアユニット用の重症度，医療・看護必要度に係る評価票
＊4　日常生活機能評価票

1　C 項目の評価 STEP を学びましょう

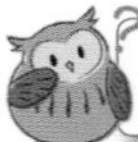

C 項目の評価をしてみましょう

① あなたの病院で行っている手術等を整理しておきましょう.

② コード一覧と照合しておきましょう.

③ DPC 調査の EF ファイルに記載されているレセプト電算処理システム用コードに対して，厚生労働省が示しているコード一覧に照らし合わせて該当しているかを判断しましょう.

＊ 看護職員がコード一覧に存在する手術等の実施があったか，確認表を準備しておきましょう．また，評価対象期間を間違えないように仕組みを準備しておきましょう.

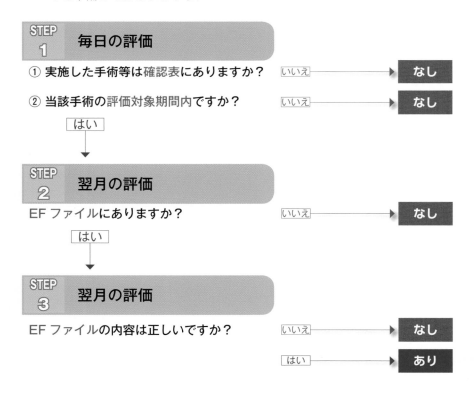

STEP 1　毎日の評価

① 実施した手術等は確認表にありますか？　いいえ → なし

② 当該手術の評価対象期間内ですか？　いいえ → なし

はい ↓

STEP 2　翌月の評価

EF ファイルにありますか？　いいえ → なし

はい ↓

STEP 3　翌月の評価

EF ファイルの内容は正しいですか？　いいえ → なし

はい → あり

2　C 項目を学びましょう

C 項目は，手術の実施とこれに要する療養状況を評価する項目となっています．手術実施日だけでなく，術後の複数日にわたって評価しますが，C 項目だけに適用される C 項目共通事項があります．

第Ⅱ章

C 項目

2020（令和 2）年度の改定から必要度Ⅰ，必要度Ⅱも C 項目のすべての項目は，コード一覧を用いた評価になりました．

C 項目一覧	
C-1	開頭手術（11 日間）
C-2	開胸手術 (9 日間）
C-3	開腹手術（6 日間）
C-4	骨の手術 (10 日間）
C-5	胸腔鏡・腹腔鏡手術（4 日間）
C-6	全身麻酔・脊椎麻酔の手術 (5 日間）
C-7	救命等に係る内科的治療（4 日間）
	①経皮的血管内治療
	②経皮的心筋焼灼術等の治療
	③侵襲的な消化器治療
C-8	別に定める検査（2 日間）
C-9	別に定める手術（5 日間）

ここが大事

C 項目共通事項は，「1. 対象手術と対象期間」，「2. 日数の考え方」という 2 つの事項を理解しておかなければなりません．

3　対象手術と対象期間について学びましょう

「コード一覧に記載されているコードについて，評価日における入力の有無及び当該コードに係る手術等の実施当日からの日数によって判断すること.」とC項目共通事項の1番目に記載されています.

まず，評価できる手術はコード一覧に記載されているものだけだということを学習しましょう.

つまり，患者が受けた手術がこのコード一覧に記載されていれば，「あり」と評価できます.

さらに，手術の種類別に処置や療養が必要とされる日数が定められています．その期間は評価を継続できます.

ここが大事

評価できる手術は，「一般病棟用の重症度，医療・看護必要度A・C項目に係るレセプト電算処理システム用コード一覧」に掲載されています.

先に学んだA項目のコード一覧による評価と同じ考え方です．ただし，C項目は，コード一覧にある診療行為コードが発生した日（手術した日）だけでなく，その手術別に継続して評価できる期間が定められています.

例えば

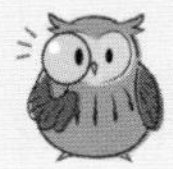

開頭手術　➡「11日間」
胸腔鏡・腹腔鏡手術　➡「4日間」
骨の手術　➡「10日間」

4　日数は，どのように数えるのか，学んでいきましょう

「各選択肢の判断基準に示された手術等の実施当日からの日数については，実施当日を含む日数であること.」がC項目共通事項の2番目に定められています.

例えば,「開腹手術」の場合は,「評価日においてコード一覧に記載されている場合又は当該コードに係る手術の実施当日から6日の場合,『あり』とする.」とされています.

第Ⅱ章

C項目

例えば

10月1日に「開腹手術」のコード一覧に該当するコードの入力がある場合，10月1日を含めて，10月6日まで「あり」と評価します.

評価日	10/1	10/2	10/3	10/4	10/5	10/6	10/7	10/8
手術等の実施	コード有 ←――――――――――――――――――――――→							
「開腹手術」の評価	あり 1点	あり 1点	あり 1点	あり 1点	あり 1点	あり 1点	なし 0点	なし 0点

5　コード型の考え方を学びましょう

2024（令和 6）年の通知をよく読むと
毎日評価 が必要とされています.
看護部長，下記の通知をみてください.

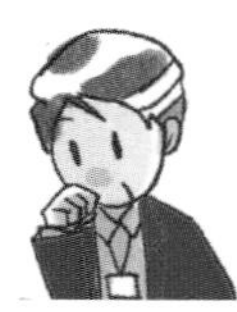

毎日評価が必要

● 評価日及び評価項目

評価票	判断基準
一般病棟用の重症度，医療・看護必要度Ⅰに係る評価票（別紙7）	「一般病棟用の重症度，医療・看護必要度に係る評価票 評価の手引き」に基づき，以下のとおり記載した点数について，A～Cそれぞれ合計する. ・ A（A３，A６①から④まで及び⑥から⑨までを除く.）については，評価日において実施されたモニタリング及び処置等の点数を記載する. ・ A（A３，A６①から④まで及び⑥から⑨までに限る.）及びCについては，評価日において，別表１に規定するレセプト電算処理システム用コードのうち，A又はC項目に該当する項目の点数をそれぞれ記載する. ・ Bについては，評価日の「患者の状態」及び「介助の実施」に基づき判断した患者の状況等の点数を記載する.
一般病棟用の重症度，医療・看護必要度Ⅱに係る評価票（別紙7）	「一般病棟用の重症度，医療・看護必要度に係る評価票 評価の手引き」に基づき，以下のとおり記載した点数について，A～Cそれぞれ合計する. ・ A及びCについては，評価日において，別表１に規定するレセプト電算処理システム用コードのうち，A又はC項目に該当する項目の合計点数をそれぞれ記載する. ・ Bについては，評価日の「患者の状態」及び「介助の実施」に基づき判断した患者の状況等の点数を記載する.
	評価は，患者に行われたモニタリング及び処置等（A項目），患者の状況等（B項目）並びに手術等の医学的状況（C項目）について，**毎日評価**を行うこと.ただし，地域包括ケア病棟入院料等については，A項目及びC項目のみの評価とし，**毎日評価**を行うこと. なお，急性期一般入院基本料１及び７対１入院基本料（特定機能病院入院基本料（一般病棟に限る.）及び専門病院入院基本料）において，患者の状況等に係る得点（B得点）については，基準には用いないが，毎日評価を行うこと.
特定集中治療室用の重症度，医療・看護必要度に係る評価票（別紙 17）	「特定集中治療室用の重症度，医療・看護必要度に係る評価票 評価の手引き」に基づき行うこと. ・ Aについては，評価日において実施されたモニタリング及び処置等の合計点数を記載する. ・ Bについては，評価日の「患者の状態」及び「介助の実施」に基づき判断した患者の状況等の点数を記載する..
	特定集中治療室用の重症度，医療・看護必要度に係る基準 モニタリング及び処置等に係る得点（A得点）が２点以上. なお，患者の状況等に係る得点（B得点）については，基準の対象ではないが，**毎日評価**を行うこと.

ハイケアユニット用の重症度，医療・看護必要度に係る評価票（別紙 18）	「ハイケアユニット用の重症度，医療・看護必要度に係る評価票　評価の手引き」に基づき行うこと． ・ Aについては，評価日において実施されたモニタリング及び処置等の合計点数を記載する． ・ Bについては，評価日の「患者の状態」及び「介助の実施」に基づき判断した患者の状況等の点数を記載する． **ハイケアユニット用の重症度，医療・看護必要度に係る基準** ① A項目のうち，「蘇生術の施行」，「中心静脈圧測定」，「人工呼吸器の管理」，「輸血や血液製剤の管理」，「肺動脈圧測定」又は「特殊な治療法等」のいずれかに該当する患者の割合がハイケアユニット入院医療管理料 1.2 とも **15% 以上**であること． ② A項目のうちいずれかに該当する患者の割合がハイケアユニット入院医療管理料 1 が **80% 以上**，ハイケアユニット入院医療管理料 2 が **65% 以上**であること．

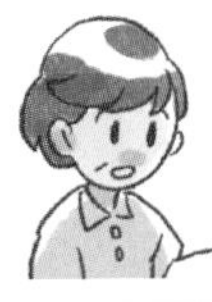

国は，2020（令和 2）年に変更したわけではなく，これまでも「A 項目の毎日の評価は求められてきた」というけれど……

2018（平成 30）年の診療報酬改定までは，「評価の手引き」の「アセスメント共通事項」には，必要度Ⅰと必要度Ⅱの区別はありませんでした．

書いてあったのは，「評価日」に関して，「A 項目，B 項目，C 項目について，毎日評価を行うこと」というだけで，確かに，明記はされていましたが，その他の事項（評価対象場所，評価対象の処置・介助等，評価者，評価の判断，評価の根拠）の説明は必要度Ⅰの記載であり，「アセスメント共通事項」の記載は，「評価日」も含めて，必要度Ⅰに関する記載であろうと推察される内容で，必要度Ⅱも同様と解釈はしていませんでした．

第Ⅱ章

C 項目

①「C-2 開胸手術」を評価してみましょう

C 項目
問 題

やってみましょう！

最新のコード一覧から「C-2 開胸手術」をみて自分の病院で使用されているものを✓し，コード型の実践問題と同様に✓した項目を抜き出し，医師・薬剤師・診療情報管理士等と話し合い，確認表を作ってみましょう！

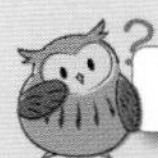

開胸手術の評価期間を✓してみましょう

評価病棟	HCU	HCU	～	HCU	一般病棟	一般病棟	一般病棟	一般病棟
手術後日数	手術日	2日		10日	11日	12日	13日	14日
✓欄								

MEMO

②「C-6 全身麻酔・脊椎麻酔の手術」を評価してみましょう

C 項目
問 題

やってみましょう！

最新のコード一覧から「C-6 全身麻酔，脊椎麻酔の手術」をみて自分の病院で使用されているものを✓し，コード型の実践問題と同様に✓した項目を抜き出し，医師・薬剤師・診療情報管理士等と話し合い，確認表を作ってみましょう！

全身麻酔・脊椎麻酔の手術の評価期間を✓してみましょう

評価病棟	一般病棟	HCU	HCU	一般病棟	一般病棟	一般病棟	一般病棟	一般病棟
手術後日数		手術日	2日	3日	4日	5日	6日	退院
✓欄								

MEMO

6 必要度Ⅰと必要度Ⅱの違いは何ですか？

必要度Ⅰと必要度Ⅱは，同じです．ただし，必要度Ⅱのアセスメント共通事項には，除外する患者の条件として，「歯科の入院患者（同一入院中に医科の診療も行う期間については除く．）」は対象になりませんが，必要度Ⅰでは対象です．

ここが大事

厚生労働省のホームページに掲載されているコード一覧には，評価対象となる診療行為コードが９桁の数字で示されています．

１行目が１で始まる医科診療行為コードに加えて，３で始まる歯科診療行為コードが掲載され，３で始まるコードは，必要度Ⅰだけに適用されるコードです．

つまり，必要度Ⅰによる評価では，歯科の患者がいる場合だけ，入院EF統合ファイルによるコードの評価と，歯科診療報酬請求コードも評価の対象になります．この点が，C項目の評価における必要度Ⅰと必要度Ⅱの違いです．

MEMO

7　「根拠となる記録」はどうすればよいでしょうか

C 項目の「根拠となる記録」としては，入院ＥＦ統合ファイルやレセプトデータなどが根拠になると考えられます．

第Ⅱ章

ここが大事

2020（令和 2）年度の改定により，C 項目の評価は，必要度Ⅰにおいても，必要度Ⅱと同様，コード一覧による評価になりました．

このため，病棟では発生しない薬剤コードを除外することや発生しそうな診療行為コードを一覧表として整理しておくとよいでしょう．これは多職種で協働してください．

病棟でよく使うコードを一覧にして，関係する担当者がわかりやすくするなど工夫しましょう．これは，日々の評価のためだけでなく，後日，評価の根拠を確認する場合に役に立ちます．

C 項目

MEMO

8 評価の根拠となる入院 EF 統合ファイルについて学びましょう

DPC 対象病院，データ提出加算を算定している医療機関は，DPC 調査提出データの「入院 EF 統合ファイル」から，コード一覧に該当するものだけが評価されることになります．

このことから，「入院 EF 統合ファイル」が評価の根拠になります．

ここが大事

入院 EF 統合ファイルは，通常，月単位で作成されます．しかし，C 項目は手術等の実施日が初日となり，手術の種類別に定められた日数分の評価をしていきます．このため，月をまたぐこともあります．このような場合にそなえて，評価の根拠となる「入院 EF 統合ファイル」は，当月分だけでなく，前月分も用意しておくことが求められます．

MEMO

9 DPC 対象病院ではない場合はどうなるのでしょう

DPC 対象病院ではない病院は,「入院 EF 統合ファイル」がありません. その場合は, 医科レセプトが評価の根拠になります.

また, 必要度Ⅱの場合は, 歯科の入院患者（同一入院中に医科の診療も行う期間については除く.）は, 評価の対象から除外しますが, 必要度Ⅰの場合は, 歯科の入院患者も評価します. このため, 歯科レセプトが評価の根拠になります.

さらに,「入院 EF 統合ファイル」を作成している場合でも, 歯科診療行為コードや歯科の薬剤は含まれません. したがって, この場合は歯科レセプトが評価の根拠となります.

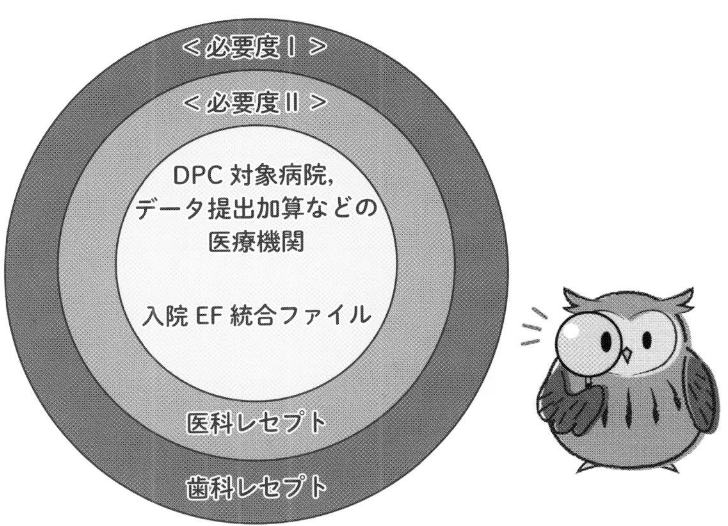
<必要度Ⅰ>
<必要度Ⅱ>
DPC 対象病院,
データ提出加算などの
医療機関
入院 EF 統合ファイル
医科レセプト
歯科レセプト

第Ⅱ章

C 項目

Point

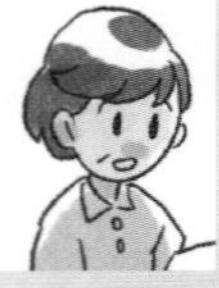

2018（平成 30）年 2 月 7 日の「個別改定項目について」の説明資料『必要度 II の評価方法を設ける』にあたっての説明文書では

・「一般病棟用の重症度，医療・看護必要度の A 項目及び C 項目に対応する診療報酬請求区分について，診療実績データを用いて，一般病棟用の重症度，医療・看護必要度の B 項目とあわせて該当患者割合を判定する手法を一般病棟用の重症度，医療・看護必要度の評価として設け，医療機関が現行の評価方法と当該方法とを選択できるようにする.」と記載されていました.

・診療実績データは，翌月に作成される「入院 EF 統合ファイル」を指すものと考えられ，必要度 II の評価では，AC 項目において，毎日の評価が必要ないとする考え方が主流となっていましたが，本件に関する具体的な説明はなされませんでした.

しかし，2022（令和 4）年の診療報酬改定の「評価の手引き」には

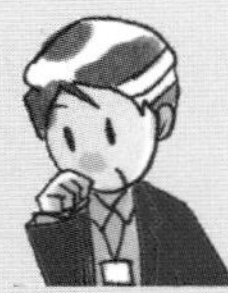

・必要度 I と必要度 II の両方について「アセスメント共通事項」がそれぞれ明確化され，そのいずれにおいても，

・評価日に関して，「A 項目，B 項目，C 項目について，毎日評価を行うこと」と明記されました.

また，2020（令和 2）年 3 月 31 日の疑義解釈通知の問 8 に

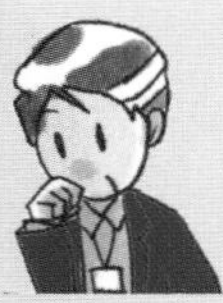

・「一般病棟用の重症度，医療・看護必要度の A 項目（専門的な治療・処置のうち薬剤を使用するものに限る.）及び C 項目について，必要度 I においても，レセプト電算処理システム用コードを用いた評価となったが，必要度 II と同様に評価してよいか.」に対して，「よい」とされています.

・但し，今回改定の「評価の手引き」の必要度 I の「アセスメント共通事項」

の「評価者」においては，「看護必要度Ａ・Ｃ項目に係るレセプト電算処理システム用コード一覧」（以下，コード一覧という.）を用いて評価を行う項目については，当該評価者により各選択肢の判断を行う必要はない.」と明記されています.

・必要度Ⅱの「評価者」においては，この様な記載がありません.

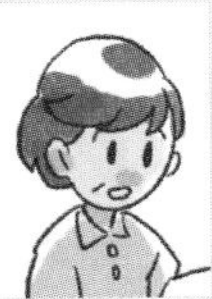

「評価日」と「評価者」の2つの記載は，一見，矛盾しているようにみえます.

・コード一覧からではなく，評価の手引きに記載されている定義等により評価する項目については，**評価者が手引きの記載に基づいて**，該当している処置等を行っているか，記録があるか等によりいずれの選択肢に該当するか否かを**判断すること**になります.

・しかし，コード一覧による場合は，評価者は，コード一覧に該当する処置等があったか否かだけをもって**毎日評価**をするのであって，**日々の処置等が定義等に当てはまるか等の判断をする必要はない**ということだと考えられます.

私達は，このような毎日の評価を実現する為に，どうすればよいのか？

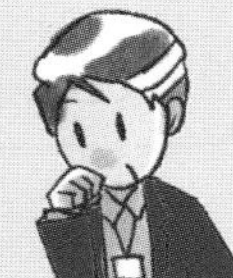

・「入院EF統合ファイル」による自動判断ではなく，コード一覧に該当するか否かを判断するに際して，当該病棟等で発生しないコードを除外したコード一覧を整理しておく.

・また，該当するコード一覧の記載を担当者が分かり易い内容に，確認表の様にして整理しておく等の工夫をしておく.

・これらによって，評価業務が効率化できます.

・但し，「入院EF統合ファイル」の作成後は，毎日の評価結果と齟齬が無いことを確認し，齟齬が無い状態にしておくことは重要でしょう.

第Ⅱ章

C項目

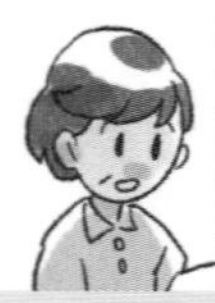

私の友達が看護部長をしている病院では，看護師が手術も薬剤も管理しなくなって，記録もないので，EF ファイル上で示された内容がおかしいと指摘されても，どうしようもなくなって困っているそうよ．

それは大変ですね．やはり，うちの病院ではこれまで通り，やっていくように院長と話をしたほうが良いと思います．

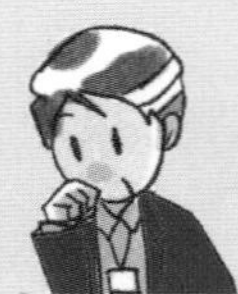

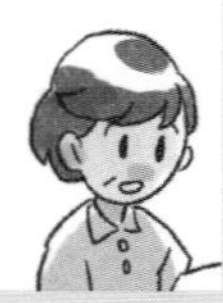

事務部門との連携も重要ですけど，何よりも患者さんの状況の推移や変化を予測して，看護計画を実行するうえでも，A 項目や C 項目の情報がないと，よい看護はできそうにないし，他の職種との協働も難しくなるわ．

そういえば，薬剤部長も「この頃，ずいぶん，看護やリハの方と話がしやすくなったのは，薬剤や術後の経過の情報を皆が共有しているからかな」とおっしゃっていました．

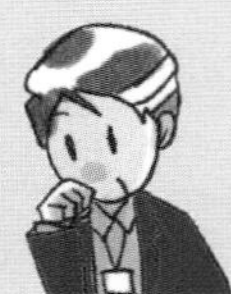

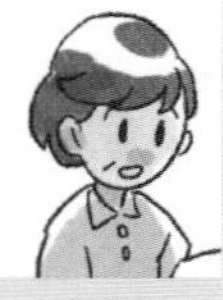

それでは，院長先生も同じ考えのようですし，これまで通りに，うちの病院はやっていきましょう．

院長も看護部長も事務長も同じ考えであることが重要！

第Ⅲ章

看護必要度

2024（令和 6）年度診療報酬改定における
「重症度，医療・看護必要度」に係る評価票
評価の手引き

一般病棟用の
重症度，医療・看護必要度Ⅰに係る評価票

＜2024（令和6）年3月5日　保医発0305第5号＞別紙7

A モニタリング及び処置等		配点			
		0点	1点	2点	3点
1	創傷処置（褥瘡の処置を除く）	なし	あり		
2	呼吸ケア（喀痰吸引のみの場合を除く）	なし	あり		
3	注射薬剤3種類以上の管理（最大7日間）	なし	あり		
4	シリンジポンプの管理	なし	あり		
5	輸血や血液製剤の管理	なし		あり	
6	専門的な治療・処置				
	①抗悪性腫瘍剤の使用（注射剤のみ）				あり
	②抗悪性腫瘍剤の内服の管理			あり	
	③麻薬の使用（注射剤のみ）				あり
	④麻薬の内服，貼付，坐剤の管理			あり	
	⑤放射線治療			あり	
	⑥免疫抑制剤の管理（注射剤のみ）			あり	
	⑦昇圧剤の使用（注射剤のみ）				あり
	⑧抗不整脈剤の使用（注射剤のみ）				あり
	⑨抗血栓塞栓薬の持続点滴の使用				あり
	⑩ドレナージの管理			あり	
	⑪無菌治療室での治療				あり
7	救急搬送後の入院（2日間）	なし		あり	
A得点					点

B 患者の状況等		患者の状態				介助の実施			評価
		0点	1点	2点		0	1		
8	寝返り	できる	何かにつかまればできる	できない					点
9	移乗	自立	一部介助	全介助		実施なし	実施あり		点
10	口腔清潔	自立	要介助		×	実施なし	実施あり	＝	点
11	食事摂取	自立	一部介助	全介助		実施なし	実施あり		点
12	衣服の着脱	自立	一部介助	全介助		実施なし	実施あり		点
13	診療・療養上の指示が通じる	はい	いいえ						点
14	危険行動	ない		ある					点
B得点									点

C 手術等の医学的状況	配点	
	0点	1点
15 開頭手術（11日間）	なし	あり
16 開胸手術（9日間）	なし	あり
17 開腹手術（6日間）	なし	あり
18 骨の手術（10日間）	なし	あり
19 胸腔鏡・腹腔鏡手術（4日間）	なし	あり
20 全身麻酔・脊椎麻酔の手術（5日間）	なし	あり
21 救命等に係る内科的治療（4日間） ①経皮的血管内治療 ②経皮的心筋焼灼術等の治療 ③侵襲的な消化器治療	なし	あり
22 別に定める検査（2日間）	なし	あり
23 別に定める手術（5日間）	なし	あり
C得点		点

注）一般病棟用の重症度，医療・看護必要度Ⅰに係る評価にあたっては，「一般病棟用の重症度，医療・看護必要度に係る評価票　評価の手引き」に基づき，以下のとおり記載した点数について，A～Cそれぞれ合計する．

・A（A3，A6①から④まで及び⑥から⑨までを除く．）については，評価日において実施されたモニタリング及び処置等の点数を記載する．

・A（A3，A6①から④まで及び⑥から⑨までに限る．）及びCについては，評価日において，別表1に規定するレセプト電算処理システム用コードのうち，A又はC項目に該当する項目の点数をそれぞれ記載する．

・Bについては，評価日の「患者の状態」及び「介助の実施」に基づき判断した患者の状況等の点数を記載する．

なお，急性期一般入院基本料1及び7対1入院基本料（特定機能病院入院基本料（一般病棟に限る．）及び専門病院入院基本料）において，**患者の状況等に係る得点（B得点）については，基準には用いないが，毎日評価を行うこと**．

一般病棟用の
重症度，医療・看護必要度Ⅱに係る評価票

＜2024（令和6）年3月5日　保医発0305第5号＞別紙7

A モニタリング及び処置等		配点			
		0点	1点	2点	3点
1	創傷処置（褥瘡の処置を除く）	なし	あり		
2	呼吸ケア（喀痰吸引のみの場合を除く）	なし	あり		
3	注射薬剤3種類以上の管理（最大7日間）	なし	あり		
4	シリンジポンプの管理	なし	あり		
5	輸血や血液製剤の管理	なし		あり	
6	専門的な治療・処置				
	①抗悪性腫瘍剤の使用（注射剤のみ）				あり
	②抗悪性腫瘍剤の内服の管理			あり	
	③麻薬の使用（注射剤のみ）				あり
	④麻薬の内服，貼付，坐剤の管理			あり	
	⑤放射線治療			あり	
	⑥免疫抑制剤の管理（注射剤のみ）			あり	
	⑦昇圧剤の使用（注射剤のみ）				あり
	⑧抗不整脈剤の使用（注射剤のみ）				あり
	⑨抗血栓塞栓薬の持続点滴の使用				あり
	⑩ドレナージの管理			あり	
	⑪無菌治療室での治療				あり
7	緊急に入院を必要とする状態（2日間）	なし		あり	
A得点					点

B 患者の状況等		患者の状態				介助の実施			評価
		0点	1点	2点		0	1		
8	寝返り	できる	何かにつかまればできる	できない	×			=	点
9	移乗	自立	一部介助	全介助	×	実施なし	実施あり	=	点
10	口腔清潔	自立	要介助		×	実施なし	実施あり	=	点
11	食事摂取	自立	一部介助	全介助	×	実施なし	実施あり	=	点
12	衣服の着脱	自立	一部介助	全介助	×	実施なし	実施あり	=	点
13	診療・療養上の指示が通じる	はい	いいえ		×			=	点
14	危険行動	ない		ある	×			=	点
B得点									点

C 手術等の医学的状況	選択肢（配点）	
	0点	1点
15 開頭手術（11日間）	なし	あり
16 開胸手術（9日間）	なし	あり
17 開腹手術（6日間）	なし	あり
18 骨の手術（10日間）	なし	あり
19 胸腔鏡・腹腔鏡手術（4日間）	なし	あり
20 全身麻酔・脊椎麻酔の手術（5日間）	なし	あり
21 救命等に係る内科的治療（4日間） ①経皮的血管内治療 ②経皮的心筋焼灼術等の治療 ③侵襲的な消化器治療	なし	あり
22 別に定める検査（2日間）	なし	あり
23 別に定める手術（5日間）	なし	あり
C得点		点

注）一般病棟用の重症度，医療・看護必要度Ⅱに係る評価にあたっては，「一般病棟用の重症度，医療・看護必要度に係る評価票　評価の手引き」に基づき，以下のとおり記載した点数について，A～Cそれぞれ合計する．

・A及びCについては，評価日において，別表1に規定するレセプト電算処理システム用コードのうち，A又はC項目に該当する項目の合計点数をそれぞれ記載する．

・Bについては，評価日の「患者の状態」及び「介助の実施」に基づき判断した患者の状況等の点数を記載する．

なお，急性期一般入院基本料1及び7対1入院基本料（特定機能病院入院基本料（一般病棟に限る．）及び専門病院入院基本料）において，**患者の状況等に係る得点（B得点）については，基準には用いないが，毎日評価を行うこと**．

一般病棟用の
重症度，医療・看護必要度に係る評価票 評価の手引き

＜一般病棟用の重症度，医療・看護必要度Ⅰ＞

アセスメント共通事項

1．評価の対象

評価の対象は，急性期一般入院基本料（急性期一般入院料1に係る届出を行っている病棟（許可病床数が200床未満の保険医療機関であって，一般病棟用の重症度，医療・看護必要度Ⅱを用いて評価を行うことが困難であることについて正当な理由があるものを除く.），許可病床数が200床以上の保険医療機関であって急性期一般入院料2又は3に係る届出を行っている病棟及び許可病床数が400床以上の保険医療機関であって急性期一般入院料4又は5に係る届出を行っている病棟を除く.），7対1入院基本料（結核病棟入院基本料，特定機能病院入院基本料（結核病棟に限る.）及び専門病院入院基本料），10対1入院基本料（特定機能病院入院基本料（一般病棟に限る.）及び専門病院入院基本料），地域一般入院料1，総合入院体制加算（一般病棟入院基本料，特定一般病棟入院料），看護補助加算1（地域一般入院基本料，13対1入院基本料），一般病棟看護必要度評価加算（専門病院入院基本料，特定一般病棟入院料），脳卒中ケアユニット入院医療管理料，地域包括医療病棟及び地域包括ケア病棟入院料（地域包括ケア入院医療管理料及び特定一般病棟入院料（地域包括ケア入院医療管理が行われる場合）を算定する場合も含む．以下「地域包括ケア病棟入院料等」という.）を届け出ている病棟に入院している患者であり，産科患者及び15歳未満の小児患者は評価の対象としない.

2．評価日及び評価項目

評価は，患者に行われたモニタリング及び処置等（A項目），患者の状況等（B項目）並びに手術等の医学的状況（C項目）について，毎日評価を行うこと.

ただし，地域包括ケア病棟入院料等については，A項目及びC項目のみの評価とし，毎日評価を行うこと.

3．評価対象時間

評価対象時間は，0時から 24 時の 24 時間であり，重複や空白時間を生じさせないこと．

外出・外泊や検査・手術等の理由により，全ての評価対象時間の観察を行うことができない患者の場合であっても，当該病棟に在棟していた時間があった場合は，評価の対象とすること．ただし，評価対象日の0時から 24 時の間，外泊している患者は，当該外泊日については，評価対象とならない．

退院日は，当日の0時から退院時までを評価対象時間とする．退院日の評価は行うが，基準を満たす患者の算出にあたり延べ患者数には含めない．ただし，入院した日に退院（死亡退院を含む）した患者は，延べ患者数に含めるものとする．

4．評価対象場所

原則として，当該病棟内を評価の対象場所とし，当該病棟以外で実施された治療，処置，看護及び観察については，評価の対象場所に含めない．ただし，A項目の専門的な治療・処置のうち，放射線治療及びC項目の手術等の医学的状況については，当該医療機関内における治療を評価の対象場所とする．

5．評価対象の処置・介助等

当該病棟で実施しなければならない処置・介助等の実施者，又は医師の補助の実施者は，当該病棟に所属する看護職員でなければならない．ただし，一部の評価項目において，薬剤師，理学療法士等が当該病棟内において実施することを評価する場合は，病棟所属の有無は問わない．

なお，A項目の評価において，医師が単独で処置等を行った後に，当該病棟の看護職員が当該処置等を確認し，実施記録を残す場合も評価に含めるものとする．

A項目の処置の評価においては，訓練や退院指導等の目的で実施する行為は評価の対象に含めないが，B項目の評価においては，患者の訓練を目的とした行為であっても評価の対象に含めるものとする．

A項目の薬剤の評価については，臨床試験であっても評価の対象に含めるものとする．

6．評価者

評価は，院内研修を受けた者が行うこと．なお，医師，薬剤師，理学療法士等が一部の項目の評価を行う場合も院内研修を受けること．

ただし，A項目及びC項目のうち，別表１に規定する「一般病棟用の重症度，医療･看護必要度A･C項目に係るレセプト電算処理システム用コード一覧」(以下，コード一覧という.）を用いて評価を行う項目については，当該評価者により各選択肢の判断を行う必要はない.

7．評価の判断

評価の判断は，アセスメント共通事項，Ｂ項目共通事項及び項目ごとの選択肢の判断基準等に従って実施すること．独自に定めた判断基準により評価してはならない.

8．評価の根拠

評価は，観察と記録に基づいて行い，推測は行わないこと．当日の実施記録が無い場合は評価できないため，Ａ項目では「なし」，Ｂ項目では自立度の一番高い評価とする．Ａ項目（Ａ６「専門的な治療・処置等」①から④まで及び⑥から⑨までを除く.）の評価においては，後日，第三者が確認を行う際に，記録から同一の評価を導く根拠となる記録を残しておく必要があるが，項目ごとの記録を残す必要はない.

記録は，媒体の如何を問わず，当該医療機関において正式に承認を得て保管されているものであること．また，原則として医師及び当該病棟の看護職員による記録が評価の対象となるが，評価項目によっては，医師及び病棟の看護職員以外の職種の記録も評価の根拠となり得るため，記録方法について院内規定を設ける等，工夫すること.

なお，Ｂ項目については，「患者の状態」が評価の根拠となることから，重複する記録を残す必要はない.

A モニタリング及び処置等

A-1 創傷処置（褥瘡の処置を除く）

【定義】

創傷処置は，創傷の処置として一般病棟用の重症度，医療・看護必要度Ⅱにおいて評価の対象となる診療行為を実施した場合に評価する項目である．

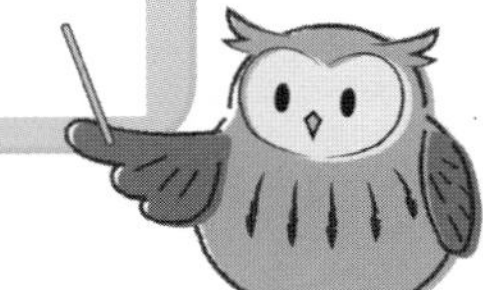

評価の選択肢　なし 0点　あり 1点

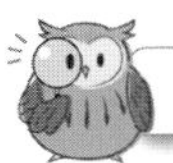

判断基準

- 一般病棟用の重症度，医療・看護必要度Ⅱにおけるコード一覧に掲載されているコードに対応する診療行為のうち創傷処置に該当するものを実施した場合に「あり」とする．

A-2 呼吸ケア（喀痰吸引のみの場合を除く）

【定義】

呼吸ケアは，酸素吸入や人工呼吸等，呼吸ケア（喀痰吸引のみの場合を除く.）として一般病棟用の重症度，医療・看護必要度Ⅱにおいて評価の対象となる診療行為を実施した場合に評価する項目である.

評価の選択肢　なし **0点**　あり **1点**

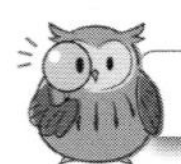

判断基準

- 一般病棟用の重症度，医療・看護必要度Ⅱにおけるコード一覧に掲載されているコードに対応する診療行為のうち呼吸ケア（喀痰吸引のみの場合を除く.）に該当するものを実施した場合に「あり」とする.

A-3 注射薬剤３種類以上の管理

【定義】

注射薬剤３種類以上の管理は，注射により投与した薬剤の種類数が３種類以上であって，当該注射に係る管理を行った場合に評価する項目であり，一連の入院期間中に初めて該当した日から起算して最大７日間（初めて該当した日を含む）までを評価の対象とする．

評価の選択肢　なし０点　あり１点

第Ⅲ章

必要度
Ⅰ，Ⅱ

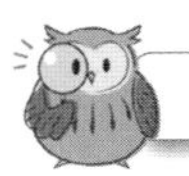

判断基準

- **「なし」** 注射により投与した薬剤が３種類に満たない場合をいう．
- **「あり」** 注射により投与した薬剤が３種類以上の場合をいう．

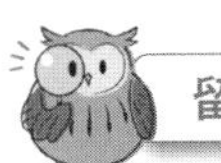

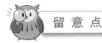

留意点

施行の回数や時間の長さ，注射方法，注射針の刺入個所の数は問わない．

注射薬剤については，ＥＦ統合ファイルにおけるデータ区分コードが30番台（注射）の薬剤に限り，評価の対象となる．ただし，血液代用剤，透析用剤，検査用剤，静脈栄養に係る薬剤，他の項目の評価対象となっている薬剤等，別表のコード一覧に掲げる薬剤は種類数の対象から除くこと．

なお，厚生労働省「薬価基準収載品目リスト及び後発医薬品に関する情報について」において示している「成分名」が同一である場合には，１種類として数えること．

また，一連の入院期間中に初めて該当した日から起算して最大７日間が評価の対象となるが，当該初めて該当した日以降に他の入院料を算定する病棟又は病室に転棟した場合であっても，当該初めて該当した日から起算して７日以内であるときは評価の対象となる．

A-4 シリンジポンプの管理

【定義】

シリンジポンプの管理は，末梢静脈・中心静脈・硬膜外・動脈・皮下に対して，静脈注射・輸液・輸血・血液製剤・薬液の微量持続注入を行うにあたりシリンジポンプを使用し，看護職員が使用状況（投与時間，投与量等）を管理している場合に評価する項目である.

評価の選択肢　なし **0点**　あり **1点**

判断基準

- **「なし」** 末梢静脈・中心静脈・硬膜外・動脈・皮下に対して静脈注射・輸液・輸血・血液製剤・薬液の微量持続注入を行うにあたりシリンジポンプの管理をしなかった場合をいう.
- **「あり」** 末梢静脈・中心静脈・硬膜外・動脈・皮下に対して静脈注射・輸液・輸血・血液製剤・薬液の微量持続注入を行うにあたりシリンジポンプの管理をした場合をいう.

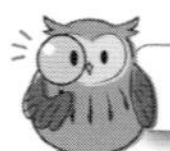

留意点

末梢静脈・中心静脈・硬膜外・動脈・皮下に対して，静脈注射・輸液・輸血・血液製剤・薬液の微量持続注入を行うにあたりシリンジポンプにセットしていても，作動させていない場合には使用していないものとする.

携帯用であってもシリンジポンプの管理の対象に含めるが，PCA（自己調節鎮痛法）によるシリンジポンプは，看護職員が投与時間と投与量の両方の管理を行い，持続的に注入している場合のみ含める.

A-5 輸血や血液製剤の管理

【定義】

輸血や血液製剤の管理は，輸血（全血，濃厚赤血球，新鮮凍結血漿等）や血液製剤（アルブミン製剤等）の投与について，血管を通して行った場合，その投与後の状況を看護職員が管理した場合に評価する項目である．

評価の選択肢　なし 0点　あり 2点

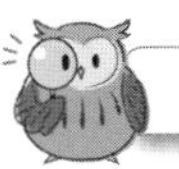

判断基準

- 「なし」 輸血や血液製剤の使用状況の管理をしなかった場合をいう．
- 「あり」 輸血や血液製剤の使用状況の管理をした場合をいう．

留意点

輸血，血液製剤の種類及び単位数については問わないが，腹膜透析や血液透析は輸血や血液製剤の管理の対象に含めない．自己血輸血，腹水を濾過して輸血する場合は含める．

第Ⅲ章

必要度 Ⅰ，Ⅱ

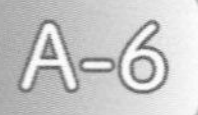

A-6 専門的な治療・処置

【定義】

専門的な治療・処置は，①抗悪性腫瘍剤の使用（注射剤のみ），②抗悪性腫瘍剤の内服の管理，③麻薬の使用（注射剤のみ），④麻薬の内服，貼付，坐剤の管理，⑤放射線治療，⑥免疫抑制剤の管理（注射剤のみ），⑦昇圧剤の使用（注射剤のみ），⑧抗不整脈剤の使用（注射剤のみ），⑨抗血栓塞栓薬の持続点滴の使用，⑩ドレナージの管理，⑪無菌治療室での治療のいずれかの治療・処置を実施した場合に評価する項目である．

評価の選択肢　なし **0点**　あり **2点～3点**

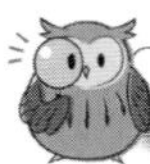

判断基準

- **「なし」** 専門的な治療・処置を実施しなかった場合をいう．
- **「あり」** 専門的な治療・処置を一つ以上実施した場合をいう．ただし，①から④まで及び⑥から⑨までについては，評価日において，コード一覧に掲載されているコードが入力されている場合をいう．

留 意 点

専門的な治療・処置に含まれる内容は，各定義及び留意点に基づいて判断すること．なお，①から④まで及び⑥から⑨までについては，内服薬のコードが入力されていない日に当該コードに該当する内服を指示した場合や，事前に処方や指示を行っており内服当日には当該コードが入力されていない場合等は，評価の対象とはならない．手術や麻酔中に用いた薬剤は評価の対象となる．また，検査や処置等，その他の目的で用いた薬剤については，ＥＦ統合ファイルにおけるデータ区分コードが 20 番台（投薬），30 番台（注射），50 番（手術）及び 54 番（麻酔）の薬剤に限り，評価の対象となる．

評価の選択肢　なし０点　あり２点

<コード型>

② **抗悪性腫瘍剤の内服の管理**　【留意点】コード一覧を参照のこと.
④ **麻薬の内服，貼付，坐剤の管理**　【留意点】コード一覧を参照のこと.
⑥ **免疫抑制剤の管理（注射剤のみ）**　【留意点】コード一覧を参照のこと.

⑤ 放射線治療

【定義】

放射線治療は，固形腫瘍又は血液系腫瘍を含む悪性腫瘍がある患者に対して，病変部にX線，ガンマ線，電子線等の放射線を照射し，そのＤＮＡ分子間の結合破壊（電離作用）により目標病巣を死滅させることを目的として実施した場合に評価する項目である.

【留意点】

照射方法は，外部照射と内部照射（腔内照射，小線源治療）を問わない.放射線治療の対象には，エックス線表在治療，高エネルギー放射線治療，ガンマナイフ，直線加速器（リニアック）による定位放射線治療，全身照射，密封小線源治療，放射性同位元素内用療法を放射線治療の対象に含める.

外部照射の場合は照射日のみを含めるが，外部照射の場合であっても，院外での実施は含めない.

外部照射か内部照射かは問わず，継続して内部照射を行なっている場合は，治療期間を通して評価の対象に含める.

放射線治療の実施が当該医療機関内であれば評価の対象場所に含める.

⑩ ドレナージの管理

【定義】

ドレナージの管理とは，排液，減圧の目的として，患者の創部や体腔に誘導管（ドレーン）を継続的に留置し，滲出液や血液等を直接的に体外に誘導し，排液バッグ等に貯留する状況を看護職員が管理した場合に評価する項目である.

【留意点】

誘導管は，当日の評価対象時間の間，継続的に留置されている場合にドレナージの管理の対象に含める.当日に設置して且つ抜去した場合は含めないが，誘導管を設置した日であって翌日も留置している場合，又は抜去した日であって前日も留置している場合は，当日に6時間以上留置されていた場合には含める.

胃瘻（PEG）を減圧目的で開放する場合であっても定義に従っていれば含める.

体外へ直接誘導する場合のみ評価し，体内で側副路を通す場合は含めない.また，腹膜透析や血液透析は含めない.経尿道的な膀胱留置カテーテルは含めないが，血尿がある場合は，血尿の状況を管理する場合に限り評価できる.陰圧閉鎖療法は，創部に誘導管（パッドが連結されている場合を含む）を留置して，定義に従った処置をしている場合は含める.

定義に基づき誘導管が目的に従って継続的に留置されている場合に含めるものであるが，抜去や移動等の目的で，一時的であればクランプしていても良いものとする.

次ページへ続く

評価の選択肢　なし０点　あり３点

<コード型>

① 抗悪性腫瘍剤の使用（注射剤のみ）【留意点】コード一覧を参照のこと.

③ 麻薬の使用（注射剤のみ）【留意点】コード一覧を参照のこと.

⑦ 昇圧剤の使用（注射剤のみ）【留意点】コード一覧を参照のこと.

⑧ 抗不整脈剤の使用（注射剤のみ）【留意点】コード一覧を参照のこと.

⑨ 抗血栓塞栓薬の持続点滴の使用【留意点】コード一覧を参照のこと.

⑪ 無菌治療室での治療

【定義】

無菌治療室での治療とは，移植後，白血病，再生不良性貧血，骨髄異形成症候群，重症複合型免疫不全症等の患者に対して，無菌治療室での治療が必要であると医師が判断し，無菌治療室での治療を６時間以上行った場合に評価する項目である.

【留意点】

無菌治療室とは，室内を無菌の状態に保つために十分な体制が整備されている必要があり，当該保険医療機関において自家発電装置を有していることと，滅菌水の供給が常時可能であること．また，個室であって，室内の空気清浄度が，患者に対し無菌治療室管理を行っている際に，常時ＩＳＯクラス７以上であること.

無菌治療室に入室した日及び無菌治療室を退室した日は評価の対象とする.

A-7 救急搬送後の入院

【定義】

救急搬送後の入院は，救急用の自動車（市町村又は都道府県の救急業務を行うための救急隊の救急自動車に限る）又は救急医療用ヘリコプターにより当該医療機関に搬送され，入院した場合に評価する項目である．

評価の選択肢　なし 0点　あり 2点

第Ⅲ章

必要度 Ⅰ，Ⅱ

判断基準

- **「なし」** 救急用の自動車又は救急医療用ヘリコプター以外により搬送され入院した場合をいう．
- **「あり」** 救急用の自動車又は救急医療用ヘリコプターにより搬送され入院した場合をいう．

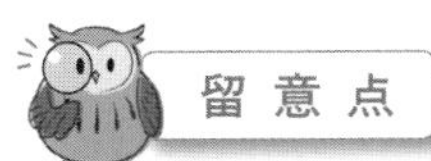

留意点

救急搬送後の患者が，直接，評価対象病棟に入院した場合のみを評価の対象とし，救命救急入院料，特定集中治療室管理料等の届出を行っている治療室に一旦入院した場合は評価の対象に含めない．ただし，手術室を経由して評価対象病棟に入院した場合は評価の対象に含める．

入院当日を含めた2日間を評価の対象とする．

B 患者の状況等

B項目共通事項

1．義手・義足・コルセット等の装具を使用している場合には，装具を装着した後の状態に基づいて評価を行う．

2．評価時間帯のうちに状態が変わり，異なる状態の記録が存在する場合には，自立度の低い方の状態をもとに評価を行うこと．

3．当該動作が制限されていない場合には，可能であれば動作を促し，観察した結果をもとに「患者の状態」を評価すること．動作の確認をできなかった場合には，通常，介助が必要な状態であっても「できる」又は「自立」とする．

4．医師の指示によって，当該動作が制限されていることが明確である場合には，各選択肢の留意点を参考に評価する．この場合，医師の指示に係る記録があること．ただし，動作が禁止されているにもかかわらず，患者が無断で当該動作を行ってしまった場合には「できる」又は「自立」とする．

5．B 9「移乗」，B 10「口腔清潔」，B 11「食事摂取」，B 12「衣服の着脱」については，「患者の状態」と「介助の実施」とを乗じた点数とすること．

B-8 寝返り

【定義】

寝返りが自分でできるかどうか，あるいはベッド柵，ひも，バー，サイドレール等の何かにつかまればできるかどうかを評価する項目である．

ここでいう『寝返り』とは，仰臥位から（左右どちらかの）側臥位になる動作である．

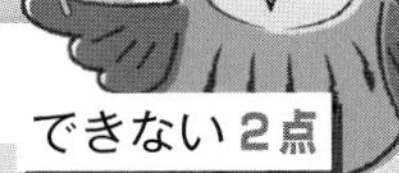

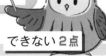

評価の選択肢　できる **0点**　何かにつかまればできる **1点**　できない **2点**

判断基準

- **「できる」**　何にもつかまらず，寝返り（片側だけでよい）が1人でできる場合をいう．
- **「何かにつかまればできる」**　ベッド柵，ひも，バー，サイドレール等の何かにつかまれば1人で寝返りができる場合をいう．
- **「できない」**　介助なしでは1人で寝返りができない等，寝返りに何らかの介助が必要な場合をいう．

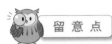

留 意 点

「何かにつかまればできる」状態とは，看護職員等が事前に環境を整えておくことによって患者自身が1人で寝返りができる状態であり，寝返りの際に，ベッド柵に患者の手をつかまらせる等の介助を看護職員等が行っている場合は「できない」となる．

医師の指示により，自力での寝返りを制限されている場合は「できない」とする．

B-9 移乗

【定義】

移乗時の介助の必要の有無と，介助の実施状況を評価する項目である．

ここでいう『移乗』とは,「ベッドから車椅子へ」,「ベッドからストレッチャーへ」,「車椅子からポータブルトイレへ」等，乗り移ることである．

評価の選択肢　自立 0点　一部介助 1点　全介助 2点

判断基準

（患者の状態）

- **「自立」** 介助なしで移乗できる場合をいう．這って動いても，移乗が1人でできる場合も含む．
- **「一部介助」** 患者の心身の状態等の理由から，事故等がないように見守る必要がある場合，あるいは1人では移乗ができないため他者が手を添える，体幹を支える等の一部介助が必要な場合をいう．
- **「全介助」** 1人では移乗が全くできないために，他者が抱える，運ぶ等の全面的に介助が必要な場合をいう．

（介助の実施）

- **「実施なし」** 評価日に看護職員等が介助を行わなかった場合をいう．
- **「実施あり」** 評価日に看護職員等が介助を行った場合をいう．

患者が１人では動けず，スライド式の移乗用補助具の使用が必要な場合は「全介助」となる.

車椅子等への移乗の際に，立つ，向きを変える，数歩動く等に対して，患者自身も行うことができている（力が出せる）場合は「一部介助」となる.

医師の指示により，自力での移乗を制限されている場合は「全介助」とする.

また，介助による移乗も制限されている場合は，「全介助」かつ「実施なし」とする.

B 患者の状況等	患者の状態				介助の実施			評価
	0点	1点	2点		0	1		
8　寝返り	できる	何かにつかまればできる	できない	×			=	点
9　移乗	自立	一部介助	全介助	×	実施なし	実施あり	=	点
10　口腔清潔	自立	要介助		×	実施なし	実施あり	=	点
11　食事摂取	自立	一部介助	全介助	×	実施なし	実施あり	=	点
12　衣服の着脱	自立	一部介助	全介助	×	実施なし	実施あり	=	点
13　診療・療養上の指示が通じる	はい	いいえ		×			=	点
14　危険行動	ない		ある	×			=	点
B得点								点

B-10 口腔清潔

【定義】

口腔内を清潔にするための一連の行為が１人でできるかどうか，１人でできない場合に看護職員等が見守りや介助を実施したかどうかを評価する項目である．

一連の行為とは，歯ブラシやうがい用の水等を用意する，歯磨き粉を歯ブラシにつける等の準備，歯磨き中の見守りや指示，磨き残しの確認等も含む．

口腔清潔に際して，車椅子に移乗する，洗面所まで移動する等の行為は，口腔清潔に関する一連の行為には含まれない．

評価の選択肢　自立 0点　要介助 1点

判断基準

（患者の状態）

- **「自立」** 口腔清潔に関する一連の行為すべてが１人でできる場合をいう．
- **「要介助」** 口腔清潔に関する一連の行為のうち部分的，あるいはすべてに介助が必要な場合をいう．患者の心身の状態等の理由から見守りや指示が必要な場合も含まれる．

（介助の実施）

- **「実施なし」** 評価日に看護職員等が介助を行わなかった場合をいう．
- **「実施あり」** 評価日に看護職員等が介助を行った場合をいう．

口腔内の清潔には，『歯磨き，うがい，口腔内清拭，舌のケア等の介助から義歯の手入れ，挿管中の吸引による口腔洗浄，ポピドンヨード剤等の薬剤による洗浄』も含まれる．舌や口腔内の硼砂グリセリンの塗布，口腔内吸引のみは口腔内清潔に含まない．

また，歯がない場合は，うがいや義歯の清潔等，口腔内の清潔に関する類似の行為が行われているかどうかに基づいて判断する．

医師の指示により，自力での口腔清潔が制限されている場合は「要介助」とする．また，介助による口腔清潔も制限されている場合は，「要介助」かつ「実施なし」とする．

B 患者の状況等	患者の状態				介助の実施			評価
	0点	1点	2点		0	1		
8　寝返り	できる	何かにつかまればできる	できない					点
9　移乗	自立	一部介助	全介助		実施なし	実施あり		点
10　口腔清潔	自立	要介助		×	実施なし	実施あり	=	点
11　食事摂取	自立	一部介助	全介助		実施なし	実施あり		点
12　衣服の着脱	自立	一部介助	全介助		実施なし	実施あり		点
13　診療・療養上の指示が通じる	はい	いいえ						点
14　危険行動	ない		ある					点
B 得点								点

B-11 食事摂取

【定義】

食事介助の必要の有無と，介助の実施状況を評価する項目である．

ここでいう食事摂取とは，経口栄養，経管栄養を含み，朝食，昼食，夕食，補食等，個々の食事単位で評価を行う．中心静脈栄養は含まれない．

食事摂取の介助は，患者が食事を摂るための介助，患者に応じた食事環境を整える食卓上の介助をいう．厨房での調理，配膳，後片付け，食べこぼしの掃除，車椅子への移乗の介助，エプロンをかける等は含まれない．

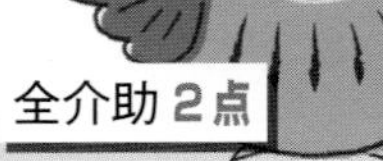

評価の選択肢　自立 **0点**　一部介助 **1点**　全介助 **2点**

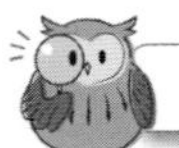

判断基準

（患者の状態）

- **「自立」** 介助·見守りなしに１人で食事が摂取できる場合をいう．また，箸やスプーンのほかに，自助具等を使用する場合も含まれる．
- **「一部介助」** 必要に応じて，食事摂取の行為の一部に介助が必要な場合をいう．また，食卓で食べやすいように配慮する行為（小さく切る，ほぐす，皮をむく，魚の骨をとる，蓋をはずす等）が必要な場合をいう．患者の心身の状態等の理由から見守りや指示が必要な場合も含まれる．
- **「全介助」** １人では全く食べることができず全面的に介助が必要な場合をいい，食事開始から終了までにすべてに介助を要する場合は「全介助」とする．

（介助の実施）

- **「実施なし」**評価日に看護職員等が介助を行わなかった場合をいう．
- **「実施あり」**評価日に看護職員等が介助を行った場合をいう．

食事の種類は問わず，一般（普通）食，プリン等の経口訓練食，水分補給食，経管栄養すべてをさし，摂取量は問わない．経管栄養の評価も，全面的に看護職員等が行う必要がある場合は「全介助」となり，患者が自立して１人で行うことができる場合は「自立」となる．ただし，経口栄養と経管栄養のいずれも行っている場合は，「自立度の低い方」で評価する．

家族が行った行為，食欲の観察は含めない．また，看護職員等が，パンの袋切り，食事の温め，果物の皮むき，卵の殻むき等を行う必要がある場合は「一部介助」とする．

医師の指示により，食止めや絶食となっている場合は，「全介助」かつ「実施なし」とする．セッティングしても患者が食事摂取を拒否した場合は「実施なし」とする．

B 患者の状況等	患者の状態				介助の実施			評価
	0点	1点	2点		0	1		
8　寝返り	できる	何かにつかまればできる	できない					点
9　移乗	自立	一部介助	全介助		実施なし	実施あり		点
10　口腔清潔	自立	要介助		×	実施なし	実施あり	＝	点
11　食事摂取	自立	一部介助	全介助		実施なし	実施あり		点
12　衣服の着脱	自立	一部介助	全介助		実施なし	実施あり		点
13　診療・療養上の指示が通じる	はい	いいえ						点
14　危険行動	ない		ある					点
B得点								**点**

第Ⅲ章 必要度Ⅰ，Ⅱ

B-12 衣服の着脱

【定義】

衣服の着脱について，介助の必要の有無と，介助の実施状況を評価する項目である．衣服とは，患者が日常生活上必要とし着用しているものをいう．パジャマの上衣，ズボン，寝衣，パンツ，オムツ等を含む．

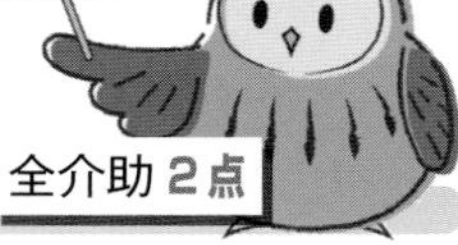

評価の選択肢	自立 0点	一部介助 1点	全介助 2点

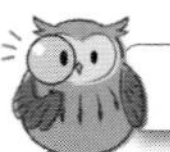

判断基準

（患者の状態）

- **「自立」** 介助なしに１人で衣服を着たり脱いだりすることができる場合をいう．自助具等を使って行うことができる場合も含む．
- **「一部介助」** 衣服の着脱に一部介助が必要な場合をいう．例えば，途中までは自分で行っているが，最後に看護職員等がズボン・パンツ等を上げる必要がある場合等は，「一部介助」に含む．看護職員等が手を出して介助する必要はないが，患者の心身の状態等の理由から，転倒の防止等のために，見守りや指示を行う必要がある場合等も「一部介助」とする．
- **「全介助」** 衣服の着脱の行為すべてに介助が必要な場合をいう．患者自身が，介助を容易にするために腕を上げる，足を上げる，腰を上げる等の行為を行うことができても，着脱行為そのものを患者が行うことができず，看護職員等がすべて介助する必要がある場合も「全介助」とする．

（介助の実施）

- **「実施なし」**評価日に看護職員等が介助を行わなかった場合をいう．
- **「実施あり」**評価日に看護職員等が介助を行った場合をいう．

衣服の着脱に要する時間の長さは判断には関係しない．

通常は自分で衣服の着脱をしているが，点滴が入っているために介助を要している場合は，その介助の状況で評価する．

靴や帽子は，衣服の着脱の評価に含めない．

B 患者の状況等	患者の状態				介助の実施			評価
	0点	1点	2点		0	1		
8　寝返り	できる	何かにつかまればできる	できない					点
9　移乗	自立	一部介助	全介助		実施なし	実施あり		点
10　口腔清潔	自立	要介助		×	実施なし	実施あり	＝	点
11　食事摂取	自立	一部介助	全介助		実施なし	実施あり		点
12　衣服の着脱	自立	一部介助	全介助		実施なし	実施あり		点
13　診療・療養上の指示が通じる	はい	いいえ						点
14　危険行動	ない		ある					点
B 得点								点

B-13 診療・療養上の指示が通じる

【定義】

指示内容や背景疾患は問わず，診療・療養上の指示に対して，指示通りに実行できるかどうかを評価する項目である．

評価の選択肢　はい 0点　いいえ 1点

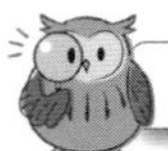

判断基準

- **「はい」** 診療・療養上の指示に対して，指示通りの行動が常に行われている場合をいう．
- **「いいえ」** 診療・療養上の指示に対して，指示通りでない行動が 1 回でもみられた場合をいう．

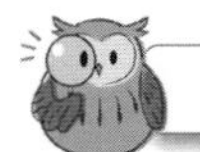

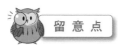

留 意 点

精神科領域，意識障害等の有無等，背景疾患は問わない．指示の内容は問わないが，あくまでも診療・療養上で必要な指示であり，評価日当日の指示であること，及びその指示が適切に行われた状態で評価することを前提とする．

医師や看護職員等の話を理解したように見えても，意識障害等により指示を理解できない場合や自分なりの解釈を行い結果的に，診療・療養上の指示から外れた行動をした場合は「いいえ」とする．

B-14 危険行動

【定義】

患者の危険行動の有無を評価する項目である.

ここでいう「危険行動」は,「治療・検査中のチューブ類・点滴ルート等の自己抜去, 転倒・転落, 自傷行為」の発生又は「そのまま放置すれば危険行動に至ると判断する行動」を過去1週間以内の評価対象期間に看護職員等が確認した場合をいう.

評価の選択肢　ない 0点　ある 2点

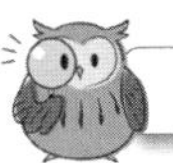

判断基準

- **「ない」** 過去1週間以内に危険行動がなかった場合をいう.
- **「ある」** 過去1週間以内に危険行動があった場合をいう.

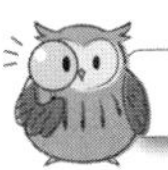

留意点

危険行動の評価にあたっては, 適時のアセスメントと適切な対応, 並びに日々の危険行動への対策を前提としている. この項目は, その上で, なお発生が予測できなかった危険行動の事実とその対応の手間を評価する項目であり, 対策をもたない状況下で発生している危険行動を評価するものではない. 対策がもたれている状況下で発生した危険行動が確認でき, 評価当日にも当該対策がもたれている場合に評価の対象に含める.

認知症等の有無や, 日常生活動作能力の低下等の危険行動を起こす疾患・原因等の背景や, 行動の持続時間等の程度を判断の基準としない. なお, 病室での喫煙や大声を出す・暴力を振るう等の, いわゆる迷惑行為は, この項目での定義における「危険行動」には含めない.

他施設からの転院, 他病棟からの転棟の際は, 看護職員等が記載した記録物により評価対象期間内の「危険行動」が確認できる場合は, 評価の対象に含める.

C 手術等の医学的状況

C 項目共通事項

1．コード一覧に掲載されているコードについて，評価日における入力の有無及び当該コードに係る手術等の実施当日からの日数によって判断すること．

2．各選択肢の判断基準に示された手術等の実施当日からの日数については，実施当日を含む日数であること．

評価の選択肢　なし 0 点　あり 1 点

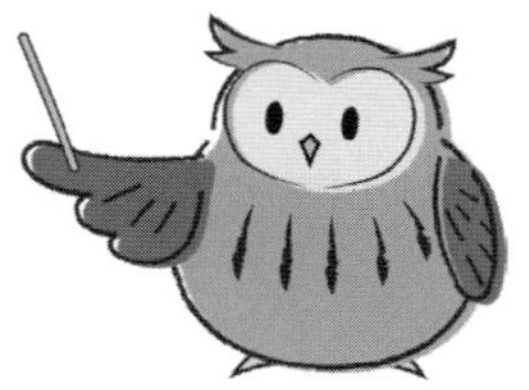

C-15 開頭手術（11 日間）

選択肢の判断基準

- 評価日においてコード一覧に掲載されているコードが入力されている場合又は当該コードに係る手術の実施当日から **11 日間**の場合，**「あり」**とする．

C-16 開胸手術（9 日間）

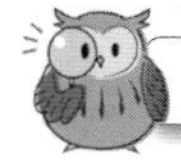

選択肢の判断基準

- 評価日においてコード一覧に掲載されているコードが入力されている場合又は当該コードに係る手術の実施当日から **9 日間**の場合，**「あり」**とする．

C-17 開腹手術（6 日間）

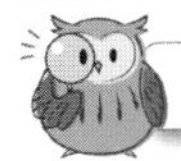

選択肢の判断基準

- 評価日においてコード一覧に掲載されているコードが入力されている場合又は当該コードに係る手術の実施当日から**6 日間**の場合，**「あり」**とする.

C-18 骨の手術（10 日間）

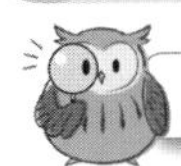

選択肢の判断基準

- 評価日においてコード一覧に掲載されているコードが入力されている場合又は当該コードに係る手術の実施当日から **10 日間**の場合，**「あり」**とする.

C-19 胸腔鏡・腹腔鏡手術（4 日間）

選択肢の判断基準

- 評価日においてコード一覧に掲載されているコードが入力されている場合又は当該コードに係る手術の実施当日から**4 日間**の場合，**「あり」**とする.

C-20 全身麻酔・脊椎麻酔の手術（5 日間）

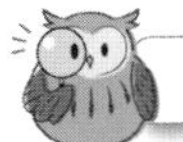

選択肢の判断基準

- 評価日においてコード一覧に掲載されているコードが入力されている場合又は当該コードに係る手術の実施当日から**5日間**の場合，**「あり」**とする.

C-21 救命等に係る内科的治療（4 日間）

選択肢の判断基準

- ①から③の各項目について，評価日においてコード一覧に掲載されているコードが入力されている場合又は当該コードに係る治療の実施当日から **4 日間**の場合，**「あり」**とする.

C-22 別に定める検査（2 日間）

選択肢の判断基準

- 評価日においてコード一覧に掲載されているコードが入力されている場合又は当該コードに係る検査の実施当日から **2 日間**の場合，**「あり」**とする.

C-23 別に定める手術（5 日間）

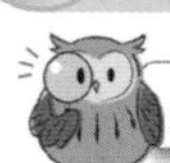

選択肢の判断基準

- 評価日においてコード一覧に掲載されているコードが入力されている場合又は当該コードに係る手術の実施当日から **5 日間**の場合，**「あり」**とする.

<一般病棟用の重症度，医療・看護必要度Ⅱ>

アセスメント共通事項

1．評価の対象

評価の対象は，急性期一般入院基本料，7対1入院基本料（結核病棟入院基本料，特定機能病院入院基本料（一般病棟，結核病棟に限る．）及び専門病院入院基本料），10対1入院基本料（特定機能病院入院基本料（一般病棟に限る．）及び専門病院入院基本料），地域一般入院料1，総合入院体制加算（一般病棟入院基本料，特定一般病棟入院料），看護補助加算1（地域一般入院基本料，13対1入院基本料），一般病棟看護必要度評価加算（専門病院入院基本料，特定一般病棟入院料），脳卒中ケアユニット入院医療管理料並びに地域包括ケア病棟入院料（地域包括ケア入院医療管理料及び特定一般病棟入院料（地域包括ケア入院医療管理が行われる場合）を算定する場合も含む．以下「地域包括ケア病棟入院料等」という．）を届け出ている病棟に入院している患者であり，産科患者及び15歳未満の小児患者は評価の対象としない．また，歯科の入院患者（同一入院中に医科の診療も行う期間については除く．）についても評価の対象としない．

2．評価日及び評価項目

一般病棟用の重症度，医療・看護必要度Ⅰ（以下「必要度Ⅰ」という．）における記載内容を参照のこと．

3．評価対象時間

必要度Ⅰにおける記載内容を参照のこと．

4．評価対象場所

必要度Ⅰにおける記載内容を参照のこと．

5．評価者

Ｂ項目の評価は，院内研修を受けた者が行うこと．医師，薬剤師，理学療法士等が一部の項目の評価を行う場合も院内研修を受けること．

6．評価の判断

評価の判断は，アセスメント共通事項，Ａ・Ｂ・Ｃの各項目の共通事項及び項目ごとの選択肢の判断基準等に従って実施すること．独自に定めた判断基準により評価してはならない．

Ａ モニタリング及び処置等

１．評価日において，各選択肢のコード一覧に掲載されているコードが入力されている場合を「あり」とする．

ただし，Ａ３「注射薬剤３種類以上の管理」については，一連の入院期間中に初めて該当した日から起算して最大７日目までを評価の対象とし，当該初めて該当した日以降に他の入院料を算定する病棟又は病室に転棟した場合であっても，当該初めて該当した日から起算して７日目以内であるときは評価の対象となる．

また，Ａ７「緊急に入院を必要とする状態」については，入院日においてコード一覧に掲載されているコードが入力されている場合に，入院当日を含めた２日間を「あり」とする．なお，当該患者が，直接，評価対象病棟に入院した場合のみ，当該コードを評価対象とし，救命救急入院料，特定集中治療室管理料等の届出を行っている治療室に一旦入院した場合は評価対象に含めない．ただし，手術室を経由して評価対象病棟に入院した場合は評価対象に含める．また，地域包括ケア病棟入院料及び地域包括ケア入院医療管理料においては，評価対象に含めない．

2．内服薬のコードが入力されていない日に当該コードに該当する内服を指示した場合や，事前に処方や指示を行っており内服当日には当該コードが入力されていない場合等は，評価の対象とはならない．

3．手術や麻酔中に用いた薬剤は評価の対象となる．また，検査や処置等，その他の目的で用いた薬剤については，ＥＦ統合ファイルにおけるデータ区分コードが 20 番台（投薬），30 番台（注射），50 番（手術）及び 54 番（麻酔）の薬剤に限り，評価の対象となる．

4．臨床試験で用いた薬剤は評価の対象となる．

B 患者の状況等

必要度 I における記載内容を参照のこと．

C 手術等の医学的状況

必要度 I における記載内容を参照のこと．

特定集中治療室用の
重症度，医療・看護必要度に係る評価票

＜2024（令和6）年3月5日　保医発0305第5号＞別紙17

A モニタリング及び処置等	選択肢（配点）		
	0点	1点	2点
1　動脈圧測定（動脈ライン）	なし		あり
2　シリンジポンプの管理	なし	あり	
3　中心静脈圧測定（中心静脈ライン）	なし		あり
4　人工呼吸器の管理	なし		あり
5　輸血や血液製剤の管理	なし		あり
6　肺動脈圧測定（スワンガンツカテーテル）	なし		あり
7　特殊な治療法等（CHDF，IABP，PCPS，補助人工心臓，ICP測定，ECMO，IMPELLA）	なし		あり
A得点			点

B 患者の状況等	患者の状態				介助の実施			評価
	0点	1点	2点		0	1		
8　寝返り	できる	何かにつかまればできる	できない	×			=	点
9　移乗	自立	一部介助	全介助	×	実施なし	実施あり	=	点
10　口腔清潔	自立	要介助		×	実施なし	実施あり	=	点
11　食事摂取	自立	一部介助	全介助	×	実施なし	実施あり	=	点
12　衣服の着脱	自立	一部介助	全介助	×	実施なし	実施あり	=	点
13　診療・療養上の指示が通じる	はい	いいえ		×			=	点
14　危険行動	ない		ある	×			=	点
B得点								点

注）特定集中治療室用の重症度，医療・看護必要度に係る評価にあたっては，「特定集中治療室用の重症度，医療・看護必要度に係る評価票　評価の手引き」に基づき行うこと．

・Aについては，評価日において実施されたモニタリング及び処置等の合計点数を記載する．

・Bについては，評価日の「患者の状態」及び「介助の実施」に基づき判断した患者の状況等の点数を記載する．

＜特定集中治療室用の重症度，医療・看護必要度に係る基準＞

モニタリング及び処置等に係る得点（A得点）が2点以上．

なお，**患者の状況等に係る得点（B得点）については，基準の対象ではないが，毎日評価を行うこと**．

特定集中治療室用の重症度，医療・看護必要度に係る評価票 評価の手引き

＜特定集中治療室用の重症度，医療・看護必要度Ⅱ＞

アセスメント共通事項

1．評価の対象

評価の対象は，救命救急入院料２及び４，並びに特定集中治療室管理料を届け出ている治療室に入院している患者であり，短期滞在手術等基本料を算定する患者，基本診療料の施設基準等の別表第二の二十三に該当する患者（基本診療料の施設基準等第十の三に係る要件以外の短期滞在手術等基本料３に係る要件を満たす場合に限る．）及び基本診療料の施設基準等の別表第二の二十四に該当する患者及び歯科の入院患者（同一入院中に医科の診療も行う期間については除く．）は評価の対象としない．

2．評価日及び評価項目

評価は，**患者に行われたモニタリング及び処置等（A項目），患者の状況等（B項目）について，毎日評価を行うこと**．

3．評価対象時間

評価対象時間は，０時から24時の24時間であり，重複や空白時間を生じさせないこと．

外出・外泊や検査・手術等の理由により，全ての評価対象時間の観察を行うことができない患者の場合であっても，当該治療室に在室していた時間があった場合は，評価の対象とすること．ただし，評価対象日の０時から24時の間，外泊している患者は，当該外泊日については，評価対象とならない．

退室日は，当日の０時から退室時までを評価対象時間とする．退室日の評価は行うが，基準を満たす患者の算出にあたり延べ患者数には含めない．ただし，入院した日に退院（死亡退院を含む）した患者は，延べ患者数に含めるものとする．

４．評価対象場所

当該治療室内を評価の対象場所とし，当該治療室以外で実施された治療，処置，看護及び観察については，評価の対象場所に含めない．

５．評価者

Ｂ項目の評価は，院内研修を受けた者が行うこと．医師，薬剤師，理学療法士等が一部の項目の評価を行う場合も院内研修を受けること．

６．評価の判断

評価の判断は，アセスメント共通事項，Ｂ項目共通事項及び項目ごとの選択肢の判断基準等に従って実施すること．独自に定めた判断基準により評価してはならない．

７．評価の根拠

Ｂ項目については，「患者の状態」が評価の根拠となることから，重複する記録を残す必要はない．

A モニタリング及び処置等

1．評価日において，各選択肢のコード一覧に掲載されているコードが入力されている場合を「あり」とする．

2．輸血や血液製剤については，手術や麻酔中に用いた薬剤も評価の対象となる．また，ＥＦ統合ファイルにおけるデータ区分コードが 30 番台（注射），50 番（手術）の薬剤に限り，評価の対象となる．

3．臨床試験で用いた薬剤は評価の対象となる．

B 患者の状況等

B項目共通事項

1．義手・義足・コルセット等の装具を使用している場合には，装具を装着した後の状態に基づいて評価を行う．

2．評価時間帯のうちに状態が変わり，異なる状態の記録が存在する場合には，自立度の低い方の状態をもとに評価を行うこと．

3．当該動作が制限されていない場合には，可能であれば動作を促し，観察した結果をもとに「患者の状態」を評価すること．動作の確認をできなかった場合には，通常，介助が必要な状態であっても「できる」又は「自立」とする．

4．医師の指示によって，当該動作が制限されていることが明確である場合には，各選択肢の留意点を参考に評価する．この場合，医師の指示に係る記録があること．ただし，動作が禁止されているにもかかわらず，患者が無断で当該動作を行ってしまった場合には「できる」又は「自立」とする．

5．B９「移乗」，B 10「口腔清潔」，B 11「食事摂取」，B 12「衣服の着脱」については，「患者の状態」と「介助の実施」とを乗じた点数とすること．

B-8 寝返り

【定義】

寝返りが自分でできるかどうか，あるいはベッド柵，ひも，バー，サイドレール等の何かにつかまればできるかどうかを評価する項目である．

ここでいう『寝返り』とは，仰臥位から（左右どちらかの）側臥位になる動作である．

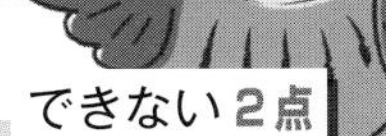

評価の選択肢　できる **0点**　何かにつかまればできる **1点**　できない **2点**

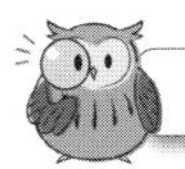

判断基準

- **「できる」**　何にもつかまらず，寝返り（片側だけでよい）が1人でできる場合をいう．
- **「何かにつかまればできる」**　ベッド柵，ひも，バー，サイドレール等の何かにつかまれば1人で寝返りができる場合をいう．
- **「できない」**　介助なしでは1人で寝返りができない等，寝返りに何らかの介助が必要な場合をいう．

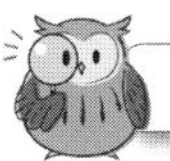

留 意 点

「何かにつかまればできる」状態とは，看護職員等が事前に環境を整えておくことによって患者自身が1人で寝返りができる状態であり，寝返りの際に，ベッド柵に患者の手をつかまらせる等の介助を看護職員等が行っている場合は「できない」となる．

医師の指示により，自力での寝返りを制限されている場合は「できない」とする．

第Ⅲ章

ICU

B-9 移乗

【定義】

移乗時の介助の必要の有無と，介助の実施状況を評価する項目である．

ここでいう『移乗』とは,「ベッドから車椅子へ」,「ベッドからストレッチャーへ」,「車椅子からポータブルトイレへ」等，乗り移ることである．

評価の選択肢　自立 0点　一部介助 1点　全介助 2点

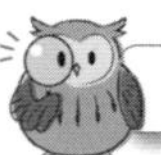

判断基準

(患者の状態)

- **「自立」** 介助なしで移乗できる場合をいう．這って動いても，移乗が1人でできる場合も含む．
- **「一部介助」** 患者の心身の状態等の理由から，事故等がないように見守る必要がある場合，あるいは1人では移乗ができないため他者が手を添える，体幹を支える等の一部介助が必要な場合をいう．
- **「全介助」** 1人では移乗が全くできないために，他者が抱える，運ぶ等の全面的に介助が必要な場合をいう．

(介助の実施)

- **「実施なし」** 評価日に看護職員等が介助を行わなかった場合をいう．
- **「実施あり」** 評価日に看護職員等が介助を行った場合をいう．

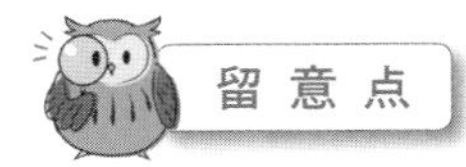

患者が１人では動けず，スライド式の移乗用補助具の使用が必要な場合は「全介助」となる．

車椅子等への移乗の際に，立つ，向きを変える，数歩動く等に対して，患者自身も行うことができている（力が出せる）場合は「一部介助」となる．

医師の指示により，自力での移乗を制限されている場合は「全介助」とする．

また，介助による移乗も制限されている場合は，「全介助」かつ「実施なし」とする．

B 患者の状況等	患者の状態				介助の実施			評価
	0点	1点	2点		0	1		
8　寝返り	できる	何かにつかまればできる	できない	×			=	点
9　移乗	自立	一部介助	全介助		実施なし	実施あり		点
10　口腔清潔	自立	要介助			実施なし	実施あり		点
11　食事摂取	自立	一部介助	全介助		実施なし	実施あり		点
12　衣服の着脱	自立	一部介助	全介助		実施なし	実施あり		点
13　診療・療養上の指示が通じる	はい	いいえ						点
14　危険行動	ない		ある					点
B 得点								点

B-10 口腔清潔

【定義】

口腔内を清潔にするための一連の行為が１人でできるかどうか，１人でできない場合に看護職員等が見守りや介助を実施したかどうかを評価する項目である．

一連の行為とは，歯ブラシやうがい用の水等を用意する，歯磨き粉を歯ブラシにつける等の準備，歯磨き中の見守りや指示，磨き残しの確認等も含む．

口腔清潔に際して，車椅子に移乗する，洗面所まで移動する等の行為は，口腔清潔に関する一連の行為には含まれない．

評価の選択肢　自立 0点　要介助 1点

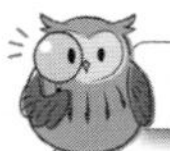

判断基準

（患者の状態）

- **「自立」** 口腔清潔に関する一連の行為すべてが１人でできる場合をいう．
- **「要介助」** 口腔清潔に関する一連の行為のうち部分的，あるいはすべてに介助が必要な場合をいう．患者の心身の状態等の理由から見守りや指示が必要な場合も含まれる．

（介助の実施）

- **「実施なし」** 評価日に看護職員等が介助を行わなかった場合をいう．
- **「実施あり」** 評価日に看護職員等が介助を行った場合をいう．

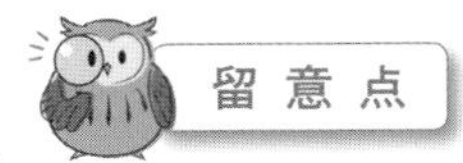

口腔内の清潔には，『歯磨き，うがい，口腔内清拭，舌のケア等の介助から義歯の手入れ，挿管中の吸引による口腔洗浄，ポピドンヨード剤等の薬剤による洗浄』も含まれる．舌や口腔内の硼砂グリセリンの塗布，口腔内吸引のみは口腔内清潔に含まない．

また，歯がない場合は，うがいや義歯の清潔等，口腔内の清潔に関する類似の行為が行われているかどうかに基づいて判断する．

医師の指示により，自力での口腔清潔が制限されている場合は「要介助」とする．また，介助による口腔清潔も制限されている場合は，「要介助」かつ「実施なし」とする．

B 患者の状況等	患者の状態				介助の実施			評価
	0点	1点	2点		0	1		
8　寝返り	できる	何かにつかまればできる	できない	×			=	点
9　移乗	自立	一部介助	全介助	×	実施なし	実施あり	=	点
10　口腔清潔	自立	要介助		×	実施なし	実施あり	=	点
11　食事摂取	自立	一部介助	全介助	×	実施なし	実施あり	=	点
12　衣服の着脱	自立	一部介助	全介助	×	実施なし	実施あり	=	点
13　診療・療養上の指示が通じる	はい	いいえ		×			=	点
14　危険行動	ない		ある	×			=	点
B得点								点

B-11 食事摂取

【定義】

食事介助の必要の有無と，介助の実施状況を評価する項目である．

ここでいう食事摂取とは，経口栄養，経管栄養を含み，朝食，昼食，夕食，補食等，個々の食事単位で評価を行う．中心静脈栄養は含まれない．

食事摂取の介助は，患者が食事を摂るための介助，患者に応じた食事環境を整える食卓上の介助をいう．厨房での調理，配膳，後片付け，食べこぼしの掃除，車椅子への移乗の介助，エプロンをかける等は含まれない．

評価の選択肢　自立 0点　一部介助 1点　全介助 2点

判断基準

（患者の状態）

- **「自立」**　介助·見守りなしに1人で食事が摂取できる場合をいう．また，箸やスプーンのほかに，自助具等を使用する場合も含まれる．
- **「一部介助」**　必要に応じて，食事摂取の行為の一部に介助が必要な場合をいう．また，食卓で食べやすいように配慮する行為（小さく切る，ほぐす，皮をむく，魚の骨をとる，蓋をはずす等）が必要な場合をいう．患者の心身の状態等の理由から見守りや指示が必要な場合も含まれる．
- **「全介助」**　1人では全く食べることができず全面的に介助が必要な場合をいい，食事開始から終了までにすべてに介助を要する場合は「全介助」とする．

（介助の実施）

- **「実施なし」**評価日に看護職員等が介助を行わなかった場合をいう．
- **「実施あり」**評価日に看護職員等が介助を行った場合をいう．

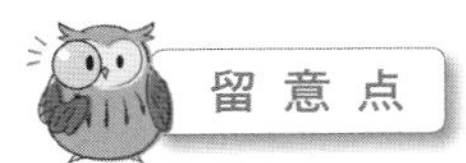

食事の種類は問わず，一般（普通）食，プリン等の経口訓練食，水分補給食，経管栄養すべてをさし，摂取量は問わない．経管栄養の評価も，全面的に看護職員等が行う必要がある場合は「全介助」となり，患者が自立して１人で行うことができる場合は「自立」となる．ただし，経口栄養と経管栄養のいずれも行っている場合は，「自立度の低い方」で評価する．

家族が行った行為，食欲の観察は含めない．また，看護職員等が，パンの袋切り，食事の温め，果物の皮むき，卵の殻むき等を行う必要がある場合は「一部介助」とする．

医師の指示により，食止めや絶食となっている場合は，「全介助」かつ「実施なし」とする．セッティングしても患者が食事摂取を拒否した場合は「実施なし」とする．

B 患者の状況等	患者の状態				介助の実施			評価
	0点	1点	2点		0	1		
8　寝返り	できる	何かにつかまればできる	できない	×			=	点
9　移乗	自立	一部介助	全介助	×	実施なし	実施あり	=	点
10　口腔清潔	自立	要介助		×	実施なし	実施あり	=	点
11　食事摂取	自立	一部介助	全介助	×	実施なし	実施あり	=	点
12　衣服の着脱	自立	一部介助	全介助	×	実施なし	実施あり	=	点
13　診療・療養上の指示が通じる	はい	いいえ		×			=	点
14　危険行動	ない		ある	×			=	点
B 得点								点

B-12 衣服の着脱

【定義】

衣服の着脱について，介助の必要の有無と，介助の実施状況を評価する項目である．衣服とは，患者が日常生活上必要とし着用しているものをいう．パジャマの上衣，ズボン，寝衣，パンツ，オムツ等を含む．

評価の選択肢　自立 0点　一部介助 1点　全介助 2点

判断基準

（患者の状態）

- **「自立」** 介助なしに１人で衣服を着たり脱いだりすることができる場合をいう．自助具等を使って行うことができる場合も含む．
- **「一部介助」** 衣服の着脱に一部介助が必要な場合をいう．例えば，途中までは自分で行っているが，最後に看護職員等がズボン・パンツ等を上げる必要がある場合等は，「一部介助」に含む．看護職員等が手を出して介助する必要はないが，患者の心身の状態等の理由から，転倒の防止等のために，見守りや指示を行う必要がある場合等も「一部介助」とする．
- **「全介助」** 衣衣服の着脱の行為すべてに介助が必要な場合をいう．患者自身が，介助を容易にするために腕を上げる，足を上げる，腰を上げる等の行為を行うことができても，着脱行為そのものを患者が行うことができず，看護職員等がすべて介助する必要がある場合も「全介助」とする．

（介助の実施）

- **「実施なし」**評価日に看護職員等が介助を行わなかった場合をいう.
- **「実施あり」**評価日に看護職員等が介助を行った場合をいう.

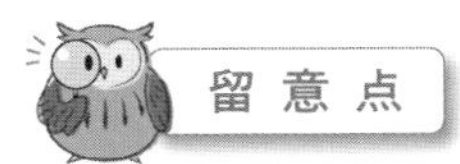

衣服の着脱に要する時間の長さは判断には関係しない.

通常は自分で衣服の着脱をしているが，点滴が入っているために介助を要している場合は，その介助の状況で評価する.

靴や帽子は，衣服の着脱の評価に含めない.

B 患者の状況等	患者の状態				介助の実施			評価
	0点	1点	2点		0	1		
8　寝返り	できる	何かにつかまればできる	できない	×			=	点
9　移乗	自立	一部介助	全介助		実施なし	実施あり		点
10　口腔清潔	自立	要介助			実施なし	実施あり		点
11　食事摂取	自立	一部介助	全介助		実施なし	実施あり		点
12　衣服の着脱	自立	一部介助	全介助		実施なし	実施あり		点
13　診療・療養上の指示が通じる	はい	いいえ						点
14　危険行動	ない		ある					点
B 得点								点

B-13 診療・療養上の指示が通じる

【定義】

指示内容や背景疾患は問わず，診療・療養上の指示に対して，指示通りに実行できるかどうかを評価する項目である．

評価の選択肢　はい 0点　いいえ 1点

判断基準

- **「はい」** 診療・療養上の指示に対して，指示通りの行動が常に行われている場合をいう．
- **「いいえ」** 診療・療養上の指示に対して，指示通りでない行動が1回でもみられた場合をいう．

留 意 点

精神科領域，意識障害等の有無等，背景疾患は問わない．指示の内容は問わないが，あくまでも診療・療養上で必要な指示であり，評価日当日の指示であること，及びその指示が適切に行われた状態で評価することを前提とする．

医師や看護職員等の話を理解したように見えても，意識障害等により指示を理解できない場合や自分なりの解釈を行い結果的に，診療・療養上の指示から外れた行動をした場合は「いいえ」とする．

B-14 危険行動

【定義】

患者の危険行動の有無を評価する項目である.

ここでいう「危険行動」は,「治療・検査中のチューブ類・点滴ルート等の自己抜去, 転倒・転落, 自傷行為」の発生又は「そのまま放置すれば危険行動に至ると判断する行動」を過去1週間以内の評価対象期間に看護職員等が確認した場合をいう.

評価の選択肢　ない **0点**　ある **2点**

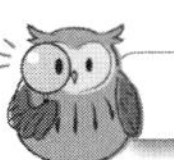

判断基準

- **「ない」** 過去1週間以内に危険行動がなかった場合をいう.
- **「ある」** 過去1週間以内に危険行動があった場合をいう.

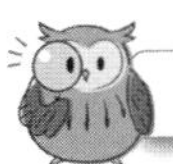

留意点

危険行動の評価にあたっては, 適時のアセスメントと適切な対応, 並びに日々の危険行動への対策を前提としている. この項目は, その上で, なお発生が予測できなかった危険行動の事実とその対応の手間を評価する項目であり, 対策をもたない状況下で発生している危険行動を評価するものではない. 対策がもたれている状況下で発生した危険行動が確認でき, 評価当日にも当該対策がもたれている場合に評価の対象に含める.

認知症等の有無や, 日常生活動作能力の低下等の危険行動を起こす疾患・原因等の背景や, 行動の持続時間等の程度を判断の基準としない. なお, 病室での喫煙や大声を出す・暴力を振るう等の, いわゆる迷惑行為は, この項目での定義における「危険行動」には含めない.

他施設からの転院, 他病棟からの転棟の際は, 看護職員等が記載した記録物により評価対象期間内の「危険行動」が確認できる場合は, 評価の対象に含める.

ハイケアユニット用の重症度，医療・看護必要度に係る評価票

＜2024（令和6）年3月5日　保医発0305第5号＞別紙18

A モニタリング及び処置等		（配点）0点	1点	基準①	基準②
1	創傷処置（褥瘡の処置を除く）	なし	あり		＊
2	蘇生術の施行	なし	あり	＊	＊
3	呼吸ケア（喀痰吸引のみの場合及び人工呼吸器の装着の場合を除く）	なし	あり		＊
4	注射薬剤3種類以上の管理（最大7日間）	なし	あり		＊
5	動脈圧測定（動脈ライン）	なし	あり		＊
6	シリンジポンプの管理	なし	あり		＊
7	中心静脈圧測定（中心静脈ライン）	なし	あり	＊	＊
8	人工呼吸器の管理	なし	あり	＊	＊
9	輸血や血液製剤の管理	なし	あり	＊	＊
10	肺動脈圧測定（スワンガンツカテーテル）	なし	あり	＊	＊
11	特殊な治療法等（CHDF，IABP，PCPS，補助人工心臓，ICP測定，ECMO，IMPELLA）	なし	あり	＊	＊
A得点			点		

B 患者の状況等		患者の状態 0点	1点	2点	×	介助の実施 0	1	=	評価
12	寝返り	できる	何かにつかまればできる	できない	×			=	点
13	移乗	自立	一部介助	全介助	×	実施なし	実施あり	=	点
14	口腔清潔	自立	要介助		×	実施なし	実施あり	=	点
15	食事摂取	自立	一部介助	全介助	×	実施なし	実施あり	=	点
16	衣服の着脱	自立	一部介助	全介助	×	実施なし	実施あり	=	点
17	診療・療養上の指示が通じる	はい	いいえ		×			=	点
18	危険行動	ない		ある	×			=	点
B得点									点

注）ハイケアユニット用の重症度，医療・看護必要度に係る評価票の記入にあたっては，「ハイケアユニット用の重症度，医療・看護必要度に係る評価票　評価の手引き」に基づき行うこと．
- Aについては，評価日において実施されたモニタリング及び処置等の合計点数を記載する．
- Bについては，評価日の「患者の状態」及び「介助の実施」に基づき判断した患者の状況等の点数を記載する．

＜ハイケアユニット用の重症度，医療・看護必要度に係る基準＞

基準①：モニタリング及び処置等に係る項目のうち，項目番号2，7，8，9，10又は11のうち1項目以上に該当

基準②：モニタリング及び処置等に係る項目のいずれか1項目以上に該当

なお，**患者の状況等に係る得点（B得点）については，基準の対象ではないが，毎日評価を行うこと**．

ハイケアユニット用の 重症度，医療・看護必要度に係る評価票 評価の手引き

＜ハイケアユニット用の重症度，医療・看護必要度Ⅰ＞

アセスメント共通事項

1．評価の対象

評価の対象は，救命救急入院料１及び３並びにハイケアユニット入院医療管理料を届け出ている治療室に入院している患者であり，短期滞在手術等基本料を算定する患者，基本診療料の施設基準等の別表第二の二十三に該当する患者(基本診療料の施設基準等第十の三に係る要件以外の短期滞在手術等基本料３に係る要件を満たす場合に限る.）及び基本診療料の施設基準等の別表第二の二十四に該当する患者は評価の対象としない.

2．評価日及び評価項目

評価は，患者に行われたモニタリング及び処置等（A項目），患者の状況等（B項目）について，毎日評価を行うこと.

3．評価対象時間

評価対象時間は，０時から 24 時の 24 時間であり，重複や空白時間を生じさせないこと.

外出・外泊や検査・手術等の理由により，全ての評価対象時間の観察を行うことができない患者の場合であっても，当該治療室に在室していた時間があった場合は，評価の対象とすること．ただし，評価対象日の０時から 24 時の間，外泊している患者は，当該外泊日については，評価対象とならない.

退室日は，当日の０時から退室時までを評価対象時間とする．退室日の評価は行うが，基準を満たす患者の算出にあたり延べ患者数には含めない．ただし，入院した日に退院（死亡退院を含む）した患者は，延べ患者数に含めるものとする.

4．評価対象場所

当該治療室内を評価の対象場所とし，当該治療室以外で実施された治療，処置，看護及び観察については，評価の対象場所に含めない．

5．評価対象の処置・介助等

当該治療室で実施しなければならない処置・介助等の実施者，又は医師の補助の実施者は，当該治療室に所属する看護職員でなければならない．ただし，一部の評価項目において，薬剤師，理学療法士等が治療室内において実施することを評価する場合は，治療室所属の有無は問わない．

なお，Ａ項目の評価において，医師が単独で処置等を行った後に，当該治療室の看護職員が当該処置等を確認し，実施記録を残す場合も評価に含めるものとする．

Ａ項目の処置の評価においては，訓練や退院指導等の目的で実施する行為は評価の対象に含めないが，Ｂ項目の評価においては，患者の訓練を目的とした行為であっても評価の対象に含めるものとする．

Ａ項目の薬剤の評価については，臨床試験であっても評価の対象に含めるものとする．

6．評価者

評価は，院内研修を受けた者が行うこと．なお，医師，薬剤師，理学療法士等が一部の項目の評価を行う場合も院内研修を受けること．

7．評価の判断

評価の判断は，アセスメント共通事項，Ｂ項目共通事項及び項目ごとの選択肢の判断基準等に従って実施すること．独自に定めた判断基準により評価してはならない．

8．評価の根拠

評価は，観察と記録に基づいて行い，推測は行わないこと．当日の実施記録が無い場合は評価できないため，A項目では「なし」，B項目では自立度の一番高い評価とする．A項目の評価においては，後日，第三者が確認を行う際に，記録から同一の評価を導く根拠となる記録を残しておく必要があるが，項目ごとの記録を残す必要はない．

記録は，媒体の如何を問わず，当該医療機関において正式に承認を得て保管されているものであること．また，原則として医師及び当該治療室の看護職員による記録が評価の対象となるが，評価項目によっては，医師及び当該治療室の看護職員以外の職種の記録も評価の根拠となり得るため，記録方法について院内規定を設ける等，工夫すること．

なお，B項目については，「患者の状態」が評価の根拠となることから，重複する記録を残す必要はない．

A モニタリング及び処置等

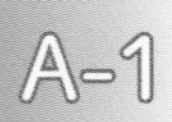

創傷処置（褥瘡の処置を除く）

【定義】

創傷処置は，創傷の処置としてハイケアユニット用の重症度，医療・看護必要度IIにおいて評価の対象となる診療行為を実施した場合に評価する項目である．

評価の選択肢　なし 0点　あり 1点

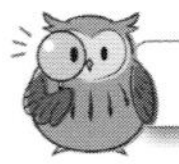

判断基準

- ハイケアユニット用の重症度，医療・看護必要度Ⅱにおけるコード一覧に掲載されているコードに対応する診療行為のうち創傷処置に該当するものを実施した場合に「あり」とする．

A-2 蘇生術の施行

【定義】

蘇生術の施行は，気管内挿管・気管切開術・人工呼吸器装着・除細動・心マッサージのいずれかが，蘇生を目的に施行されたかどうかを評価する項目である．

評価の選択肢　なし 0点　あり 1点

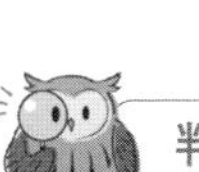

判断基準

- **「なし」**　蘇生術の施行がなかった場合をいう．
- **「あり」**　蘇生術の施行があった場合をいう．

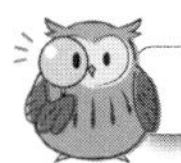

留意点

当該治療室以外での評価は含まないため，手術室，救急外来等で蘇生術が行われたとしても，当該治療室で行われていなければ蘇生術の施行の対象に含めない．

蘇生術の施行に含まれている人工呼吸器の装着とは，いままで装着していない患者が蘇生のために装着したことであり，蘇生術以外の人工呼吸器管理は，「A－10 人工呼吸器の管理」の項目において評価される．

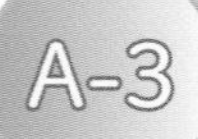

呼吸ケア
(喀痰吸引のみの場合及び人工呼吸器の装着の場合を除く)

【定義】

呼吸ケアは，酸素吸入等，呼吸ケア（喀痰吸引のみの場合及び人工呼吸器の装着の場合を除く.）としてハイケアユニット用の重症度，医療・看護必要度Ⅱにおいて評価の対象となる診療行為を実施した場合に評価する項目である.

評価の選択肢　なし 0点　あり 1点

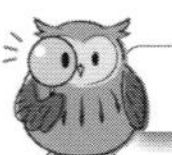

判断基準

- ハイケアユニット用の重症度，医療・看護必要度Ⅱにおけるコード一覧に掲載されているコードに対応する診療行為のうち呼吸ケア（喀痰吸引のみの場合及び人工呼吸器の装着の場合を除く.）に該当するものを実施した場合に「あり」とする.
- 【参考：Ⅱのコード一覧】
  140005610 酸素吸入
  140005750 突発性難聴に対する酸素療法
  140005810 酸素テント
  140009450 無水アルコール吸入療法
  140023650 無水アルコール吸入療法（5時間超１４日目まで）
  140063950 無水アルコール吸入療法（5時間超１５日目以降）
  140009650 酸素吸入（マイクロアダプター）
  140023850 酸素吸入（マイクロアダプター）（5時間超 14 日目まで）
  140064150 酸素吸入（マイクロアダプター）（5時間超 15 日目以降）

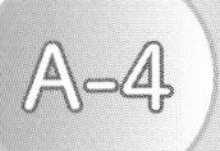

A-4 注射薬剤３種類以上の管理

【定義】

注射薬剤３種類以上の管理は，注射により投与した薬剤の種類数が３種類以上であって，当該注射に係る管理を行った場合に評価する項目であり，一連の入院期間中に初めて該当した日から起算して最大７日目までを評価の対象とする．

評価の選択肢　なし０点　あり１点

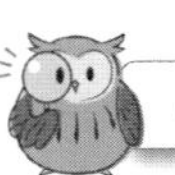

判断基準

- **「なし」**　注射により投与した薬剤が３種類に満たない場合をいう．
- **「あり」**　注射により投与した薬剤が３種類以上の場合をいう．

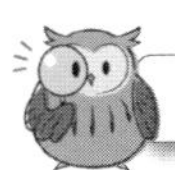

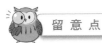

留意点

施行の回数や時間の長さ，注射方法，注射針の刺入個所の数は問わない．

注射薬剤については，ＥＦ統合ファイルにおけるデータ区分コードが 30 番台（注射）の薬剤に限り，評価の対象となる．ただし，血液代用剤，透析用剤，検査用剤，静脈栄養に係る薬剤，他の項目の評価対象となっている薬剤等，別表のコード一覧に掲げる薬剤は種類数の対象から除くこと．

なお，厚生労働省「薬価基準収載品目リスト及び後発医薬品に関する情報について」において示している「成分名」が同一である場合には，１種類として数えること．

また，一連の入院期間中に初めて該当した日から起算して最大７日目までが評価の対象となるが，当該初めて該当した日以降に他の入院料を算定する病棟又は病室に転棟した場合であっても，当該初めて該当した日から起算して７日目以内であるときは評価の対象となる．

A-5 動脈圧測定（動脈ライン）

【定義】

動脈圧測定は，動脈ラインを挿入し，そのラインを介して直接的に動脈圧測定を実施した場合を評価する項目である．

評価の選択肢　なし 0点　あり 1点

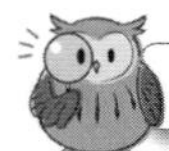

判断基準

- **「なし」** 動脈圧測定を実施していない場合をいう.
- **「あり」** 動脈圧測定を実施している場合をいう.

A-6 シリンジポンプの管理

【定義】

シリンジポンプの管理は，末梢静脈・中心静脈・硬膜外・動脈・皮下に対して，静脈注射・輸液・輸血・血液製剤・薬液の微量持続注入を行うにあたりシリンジポンプを使用し，看護職員が使用状況（投与時間，投与量等）を管理している場合に評価する項目である．

評価の選択肢　なし 0点　あり 1点

第Ⅲ章

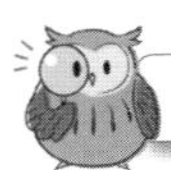

判断基準

- **「なし」** 末梢静脈・中心静脈・硬膜外・動脈・皮下に対して静脈注射・輸液・輸血・血液製剤・薬液の微量持続注入を行うにあたりシリンジポンプの管理をしなかった場合をいう．
- **「あり」** 末梢静脈・中心静脈・硬膜外・動脈・皮下に対して静脈注射・輸液・輸血・血液製剤・薬液の微量持続注入を行うにあたりシリンジポンプの管理をした場合をいう．

HCU

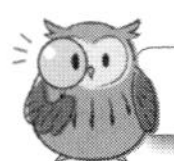

留意点

末梢静脈・中心静脈・硬膜外・動脈・皮下に対して，静脈注射・輸液・輸血・血液製剤・薬液の微量持続注入を行うにあたりシリンジポンプにセットしていても，作動させていない場合には使用していないものとする．

携帯用であってもシリンジポンプの管理の対象に含めるが，PCA（自己調節鎮痛法）によるシリンジポンプは，看護職員が投与時間と投与量の両方の管理を行い，持続的に注入している場合のみ含める．

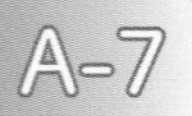

A-7 中心静脈圧測定（中心静脈ライン）

【定義】

中心静脈圧測定は，中心静脈ラインを挿入し，そのラインを介して直接的に中心静脈圧測定を実施した場合を評価する項目である．

評価の選択肢　なし **0点**　あり **1点**

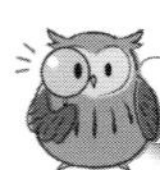

判断基準

- **「なし」** 中心静脈圧測定（中心静脈ライン）を実施していない場合をいう．
- **「あり」** 中心静脈圧測定（中心静脈ライン）を実施している場合をいう．

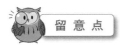

留意点

スワンガンツカテーテルによる中心静脈圧測定についても中心静脈圧測定（中心静脈ライン）の対象に含める．

中心静脈圧の測定方法は，水柱による圧測定，圧トランスデューサーによる測定のいずれでもよい．

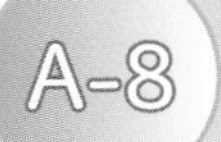

A-8 人工呼吸器の管理

【定義】

人工呼吸器の管理は，人工換気が必要な患者に対して，人工呼吸器を使用した場合を評価する項目である．

評価の選択肢　なし０点　あり１点

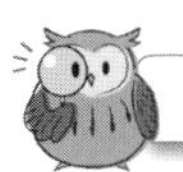

判断基準

- **「なし」** 人工呼吸器を使用していない場合をいう．
- **「あり」** 人工呼吸器を使用している場合をいう．

留意点

人工呼吸器の種類や設定内容，あるいは気道確保の方法については問わないが，看護職員等が，患者の人工呼吸器の装着状態の確認，換気状況の確認，機器の作動確認等の管理を実施している必要がある．また，人工呼吸器の使用に関する医師の指示が必要である．

NPPV（非侵襲的陽圧換気）の実施は含める．

評価の対象となる機器は，必要度Ⅱの場合の「人工呼吸器の管理」に示されている「レセプト電算処理システム用コード一覧」に含まれているか否かを参考にすることができる．「ハイフローセラピー（１５歳以上)」は，評価の対象に含む．

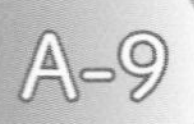

輸血や血液製剤の管理

【定義】

輸血や血液製剤の管理は，輸血（全血，濃厚赤血球，新鮮凍結血漿等）や血液製剤（アルブミン製剤等）の投与について，血管を通して行った場合，その投与後の状況を看護職員が管理した場合に評価する項目である．

評価の選択肢　なし **0点**　あり **1点**

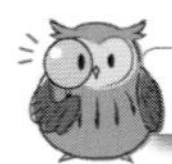

判断基準

- **「なし」** 輸血や血液製剤の使用状況の管理をしなかった場合をいう．
- **「あり」** 輸血や血液製剤の使用状況の管理をした場合をいう．

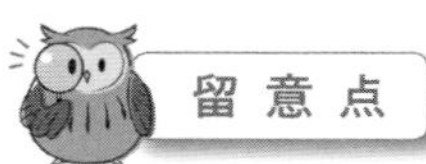

留 意 点

輸血，血液製剤の種類及び単位数については問わないが，腹膜透析や血液透析は輸血や血液製剤の管理の対象に含めない．自己血輸血，腹水を濾過して輸血する場合は含める．

A-10 肺動脈圧測定（スワンガンツカテーテル）

【定義】

肺動脈圧測定は，スワンガンツカテーテルを挿入し，そのカテーテルを介して直接的に肺動脈圧測定を実施した場合を評価する項目である．

評価の選択肢　なし 0点　あり 1点

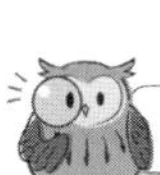

判断基準

- 「なし」 肺動脈圧測定を実施していない場合をいう．
- 「あり」 肺動脈圧測定を実施している場合をいう．

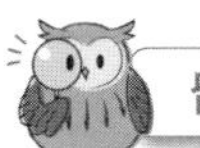

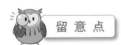

留意点

スワンガンツカテーテル以外の肺動脈カテーテルによる肺動脈圧測定についても肺動脈圧測定の評価に含める．

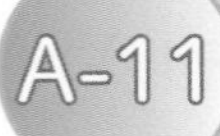

特殊な治療法等
(CHDF,IABP,PCPS, 補助人工心臓 ,ICP 測定 ,ECMO,IMPELLA)

【定義】

特殊な治療法等は，CHDF（持続的血液濾過透析），IABP（大動脈バルーンパンピング），PCPS（経皮的心肺補助法），補助人工心臓，ICP（頭蓋内圧）測定，ECMO（経皮的肺補助法），IMPELLA（経皮的循環補助法（ポンプカテーテルを用いたもの））を実施した場合を評価する項目である．

評価の選択肢　なし **0点**　あり **1点**

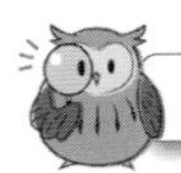

判断基準

- **「なし」** 特殊な治療法等のいずれも行っていない場合をいう．
- **「あり」** 特殊な治療法等のいずれかを行っている場合をいう．

MEMO

B 患者の状況等

B項目共通事項

1．義手・義足・コルセット等の装具を使用している場合には，装具を装着した後の状態に基づいて評価を行う．

2．評価時間帯のうちに状態が変わり，異なる状態の記録が存在する場合には，自立度の低い方の状態をもとに評価を行うこと．

3．当該動作が制限されていない場合には，可能であれば動作を促し，観察した結果をもとに「患者の状態」を評価すること．動作の確認をできなかった場合には，通常，介助が必要な状態であっても「できる」又は「自立」とする．

4．医師の指示によって，当該動作が制限されていることが明確である場合には，各選択肢の留意点を参考に評価する．この場合，医師の指示に係る記録があること．ただし，動作が禁止されているにもかかわらず，患者が無断で当該動作を行ってしまった場合には「できる」又は「自立」とする．

5．B 13「移乗」，B 14「口腔清潔」，B 15「食事摂取」，B 16「衣服の着脱」については，「患者の状態」と「介助の実施」とを乗じた点数とすること．

B-12 寝返り

【定義】

寝返りが自分でできるかどうか，あるいはベッド柵，ひも，バー，サイドレール等の何かにつかまればできるかどうかを評価する項目である．

ここでいう『寝返り』とは，仰臥位から（左右どちらかの）側臥位になる動作である．

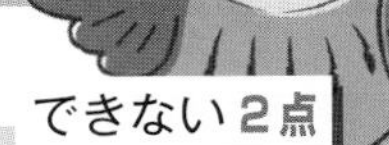

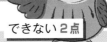

評価の選択肢　できる **0点**　何かにつかまればできる **1点**　できない **2点**

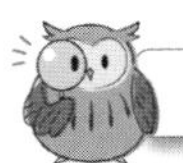

判断基準

- **「できる」** 何にもつかまらず，寝返り（片側だけでよい）が1人でできる場合をいう．
- **「何かにつかまればできる」** ベッド柵，ひも，バー，サイドレール等の何かにつかまれば1人で寝返りができる場合をいう．
- **「できない」** 介助なしでは1人で寝返りができない等，寝返りに何らかの介助が必要な場合をいう．

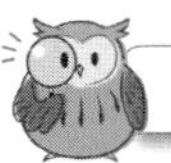

留意点

「何かにつかまればできる」状態とは，看護職員等が事前に環境を整えておくことによって患者自身が1人で寝返りができる状態であり，寝返りの際に，ベッド柵に患者の手をつかまらせる等の介助を看護職員等が行っている場合は「できない」となる．

医師の指示により，自力での寝返りを制限されている場合は「できない」とする．

B-13 移乗

【定義】

移乗時の介助の必要の有無と，介助の実施状況を評価する項目である．

ここでいう『移乗』とは，「ベッドから車椅子へ」，「ベッドからストレッチャーへ」，「車椅子からポータブルトイレへ」等，乗り移ることである．

評価の選択肢　自立 **0点**　一部介助 **1点**　全介助 **2点**

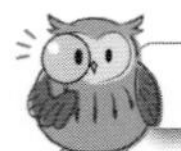

判断基準

（患者の状態）

- **「自立」** 介助なしで移乗できる場合をいう．這って動いても，移乗が１人でできる場合も含む．
- **「一部介助」** 患者の心身の状態等の理由から，事故等がないように見守る必要がある場合，あるいは１人では移乗ができないため他者が手を添える，体幹を支える等の一部介助が必要な場合をいう．
- **「全介助」** １人では移乗が全くできないために，他者が抱える，運ぶ等の全面的に介助が必要な場合をいう．

（介助の実施）

- **「実施なし」** 評価日に看護職員等が介助を行わなかった場合をいう．
- **「実施あり」** 評価日に看護職員等が介助を行った場合をいう．

患者が１人では動けず，スライド式の移乗用補助具の使用が必要な場合は「全介助」となる．

車椅子等への移乗の際に，立つ，向きを変える，数歩動く等に対して，患者自身も行うことができている（力が出せる）場合は「一部介助」となる．

医師の指示により，自力での移乗を制限されている場合は「全介助」とする．

また，介助による移乗も制限されている場合は，「全介助」かつ「実施なし」とする．

B 患者の状況等	患者の状態				介助の実施			評価
	0点	1点	2点		0	1		
12　寝返り	できる	何かにつかまればできる	できない					点
13　移乗	自立	一部介助	全介助		実施なし	実施あり		点
14　口腔清潔	自立	要介助		×	実施なし	実施あり	＝	点
15　食事摂取	自立	一部介助	全介助		実施なし	実施あり		点
16　衣服の着脱	自立	一部介助	全介助		実施なし	実施あり		点
17　診療・療養上の指示が通じる	はい	いいえ						点
18　危険行動	ない		ある					点
B 得点								点

B-14 口腔清潔

【定義】

口腔内を清潔にするための一連の行為が１人でできるかどうか，１人でできない場合に看護職員等が見守りや介助を実施したかどうかを評価する項目である．

一連の行為とは，歯ブラシやうがい用の水等を用意する，歯磨き粉を歯ブラシにつける等の準備，歯磨き中の見守りや指示，磨き残しの確認等も含む．

口腔清潔に際して，車椅子に移乗する，洗面所まで移動する等の行為は，口腔清潔に関する一連の行為には含まれない．

評価の選択肢　自立 0点　要介助 1点

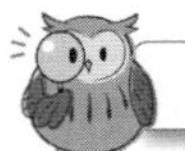

判断基準

（患者の状態）

- **「自立」** 口腔清潔に関する一連の行為すべてが１人でできる場合をいう．
- **「要介助」** 口腔清潔に関する一連の行為のうち部分的，あるいはすべてに介助が必要な場合をいう．患者の心身の状態等の理由から見守りや指示が必要な場合も含まれる．

（介助の実施）

- **「実施なし」** 評価日に看護職員等が介助を行わなかった場合をいう．
- **「実施あり」** 評価日に看護職員等が介助を行った場合をいう．

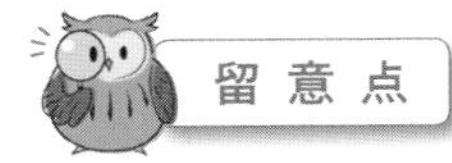

口腔内の清潔には，『歯磨き，うがい，口腔内清拭，舌のケア等の介助から義歯の手入れ，挿管中の吸引による口腔洗浄，ポピドンヨード剤等の薬剤による洗浄』も含まれる．舌や口腔内の硼砂グリセリンの塗布，口腔内吸引のみは口腔内清潔に含まない．

また，歯がない場合は，うがいや義歯の清潔等，口腔内の清潔に関する類似の行為が行われているかどうかに基づいて判断する．

医師の指示により，自力での口腔清潔が制限されている場合は「要介助」とする．また，介助による口腔清潔も制限されている場合は，「要介助」かつ「実施なし」とする．

B 患者の状況等	患者の状態				介助の実施			評価
	0点	1点	2点		0	1		
12 寝返り	できる	何かにつかまればできる	できない	×			=	点
13 移乗	自立	一部介助	全介助	×	実施なし	実施あり	=	点
14 口腔清潔	自立	要介助		×	実施なし	実施あり	=	点
15 食事摂取	自立	一部介助	全介助	×	実施なし	実施あり	=	点
16 衣服の着脱	自立	一部介助	全介助	×	実施なし	実施あり	=	点
17 診療・療養上の指示が通じる	はい	いいえ		×			=	点
18 危険行動	ない		ある	×			=	点
B 得点								点

B-15 食事摂取

【定義】

食事介助の必要の有無と，介助の実施状況を評価する項目である．

ここでいう食事摂取とは，経口栄養，経管栄養を含み，朝食，昼食，夕食，補食等，個々の食事単位で評価を行う．中心静脈栄養は含まれない．

食事摂取の介助は，患者が食事を摂るための介助，患者に応じた食事環境を整える食卓上の介助をいう．厨房での調理，配膳，後片付け，食べこぼしの掃除，車椅子への移乗の介助，エプロンをかける等は含まれない．

評価の選択肢	自立 0点	一部介助 1点	全介助 2点

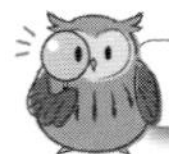

判断基準

（患者の状態）

- **「自立」** 介助･見守りなしに1人で食事が摂取できる場合をいう．また，箸やスプーンのほかに，自助具等を使用する場合も含まれる．
- **「一部介助」** 必要に応じて，食事摂取の行為の一部に介助が必要な場合をいう．また，食卓で食べやすいように配慮する行為（小さく切る，ほぐす，皮をむく，魚の骨をとる，蓋をはずす等）が必要な場合をいう．患者の心身の状態等の理由から見守りや指示が必要な場合も含まれる．
- **「全介助」** 1人では全く食べることができず全面的に介助が必要な場合をいい，食事開始から終了までにすべてに介助を要する場合は「全介助」とする．

（介助の実施）

- **「実施なし」**評価日に看護職員等が介助を行わなかった場合をいう．
- **「実施あり」**評価日に看護職員等が介助を行った場合をいう．

食事の種類は問わず，一般（普通）食，プリン等の経口訓練食，水分補給食，経管栄養すべてをさし，摂取量は問わない．経管栄養の評価も，全面的に看護職員等が行う必要がある場合は「全介助」となり，患者が自立して１人で行うことができる場合は「自立」となる．ただし，経口栄養と経管栄養のいずれも行っている場合は，「自立度の低い方」で評価する．

家族が行った行為，食欲の観察は含めない．また，看護職員等が，パンの袋切り，食事の温め，果物の皮むき，卵の殻むき等を行う必要がある場合は「一部介助」とする．

医師の指示により，食止めや絶食となっている場合は，「全介助」かつ「実施なし」とする．セッティングしても患者が食事摂取を拒否した場合は「実施なし」とする．

B 患者の状況等	患者の状態				介助の実施			評価
	0点	1点	2点		0	1		
12 寝返り	できる	何かにつかまればできる	できない	×			=	点
13 移乗	自立	一部介助	全介助		実施なし	実施あり		点
14 口腔清潔	自立	要介助			実施なし	実施あり		点
15 食事摂取	自立	一部介助	全介助		実施なし	実施あり		点
16 衣服の着脱	自立	一部介助	全介助		実施なし	実施あり		点
17 診療・療養上の指示が通じる	はい	いいえ						点
18 危険行動	ない		ある					点
B 得点								点

B-16 衣服の着脱

【定義】

衣服の着脱について，介助の必要の有無と，介助の実施状況を評価する項目である．衣服とは，患者が日常生活上必要とし着用しているものをいう．パジャマの上衣，ズボン，寝衣，パンツ，オムツ等を含む．

評価の選択肢　自立 0点　一部介助 1点　全介助 2点

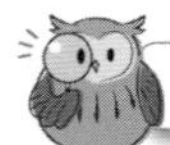

判断基準

（患者の状態）

- **「自立」** 介助なしに１人で衣服を着たり脱いだりすることができる場合をいう．自助具等を使って行うことができる場合も含む．
- **「一部介助」** 衣服の着脱に一部介助が必要な場合をいう．例えば，途中までは自分で行っているが，最後に看護職員等がズボン・パンツ等を上げる必要がある場合等は，「一部介助」に含む．看護職員等が手を出して介助する必要はないが，患者の心身の状態等の理由から，転倒の防止等のために，見守りや指示を行う必要がある場合等も「一部介助」とする．
- **「全介助」** 衣服の着脱の行為すべてに介助が必要な場合をいう．患者自身が，介助を容易にするために腕を上げる，足を上げる，腰を上げる等の行為を行うことができても，着脱行為そのものを患者が行うことができず，看護職員等がすべて介助する必要がある場合も「全介助」とする．

（介助の実施）

- **「実施なし」** 評価日に看護職員等が介助を行わなかった場合をいう.
- **「実施あり」** 評価日に看護職員等が介助を行った場合をいう.

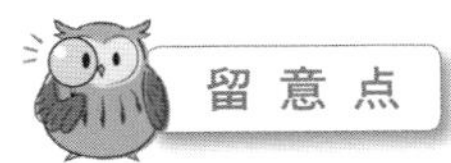

衣服の着脱に要する時間の長さは判断には関係しない.

通常は自分で衣服の着脱をしているが，点滴が入っているために介助を要している場合は，その介助の状況で評価する.

靴や帽子は，衣服の着脱の評価に含めない.

B 患者の状況等	患者の状態				介助の実施			評価
	0点	1点	2点		0	1		
12 寝返り	できる	何かにつかまればできる	できない	×			=	点
13 移乗	自立	一部介助	全介助		実施なし	実施あり		点
14 口腔清潔	自立	要介助			実施なし	実施あり		点
15 食事摂取	自立	一部介助	全介助		実施なし	実施あり		点
16 衣服の着脱	自立	一部介助	全介助		実施なし	実施あり		点
17 診療・療養上の指示が通じる	はい	いいえ						点
18 危険行動	ない		ある					点
B 得点								点

B-17 診療・療養上の指示が通じる

【定義】

指示内容や背景疾患は問わず，診療・療養上の指示に対して，指示通りに実行できるかどうかを評価する項目である．

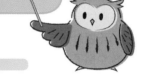

評価の選択肢　はい 0点　いいえ 1点

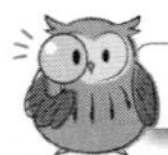

判断基準

- **「はい」** 診療・療養上の指示に対して，指示通りの行動が常に行われている場合をいう．
- **「いいえ」** 診療・療養上の指示に対して，指示通りでない行動が1回でもみられた場合をいう．

留意点

精神科領域，意識障害等の有無等，背景疾患は問わない．指示の内容は問わないが，あくまでも診療・療養上で必要な指示であり，評価日当日の指示であること，及びその指示が適切に行われた状態で評価することを前提とする．

医師や看護職員等の話を理解したように見えても，意識障害等により指示を理解できない場合や自分なりの解釈を行い結果的に，診療・療養上の指示から外れた行動をした場合は「いいえ」とする．

B-18 危険行動

【定義】

患者の危険行動の有無を評価する項目である.

ここでいう「危険行動」は,「治療・検査中のチューブ類・点滴ルート等の自己抜去,転倒・転落,自傷行為」の発生又は「そのまま放置すれば危険行動に至ると判断する行動」を過去1週間以内の評価対象期間に看護職員等が確認した場合をいう.

評価の選択肢　ない 0点　ある 2点

判断基準

- **「ない」** 過去1週間以内に危険行動がなかった場合をいう.
- **「ある」** 過去1週間以内に危険行動があった場合をいう.

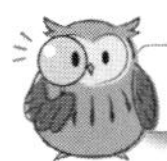

留意点

危険行動の評価にあたっては,適時のアセスメントと適切な対応,並びに日々の危険行動への対策を前提としている.この項目は,その上で,なお発生が予測できなかった危険行動の事実とその対応の手間を評価する項目であり,対策をもたない状況下で発生している危険行動を評価するものではない.対策がもたれている状況下で発生した危険行動が確認でき,評価当日にも当該対策がもたれている場合に評価の対象に含める.

認知症等の有無や,日常生活動作能力の低下等の危険行動を起こす疾患・原因等の背景や,行動の持続時間等の程度を判断の基準としない.なお,病室での喫煙や大声を出す・暴力を振るう等の,いわゆる迷惑行為は,この項目での定義における「危険行動」には含めない.

他施設からの転院,他病棟からの転棟の際は,看護職員等が記載した記録物により評価対象期間内の「危険行動」が確認できる場合は,評価の対象に含める.

<ハイケアユニット用の重症度，医療・看護必要度 II>

アセスメント共通事項

1. 評価の対象

評価の対象は，救命救急入院料１及び３並びにハイケアユニット入院医療管理料を届け出ている治療室に入院している患者であり，短期滞在手術等基本料を算定する患者，基本診療料の施設基準等の別表第二の二十三に該当する患者（基本診療料の施設基準等第十の三に係る要件以外の短期滞在手術等基本料３に係る要件を満たす場合に限る.），基本診療料の施設基準等の別表第二の二十四に該当する患者及び歯科の入院患者（同一入院中に医科の診療も行う期間については除く.）は評価の対象としない.

2. 評価日及び評価項目

ハイケアユニット用の重症度，医療・看護必要度Ｉ（以下「必要度Ｉ」という.）における記載内容を参照のこと.

3. 評価対象時間

必要度 I における記載内容を参照のこと.

4. 評価対象場所

必要度 I における記載内容を参照のこと.

5. 評価者

Ｂ項目の評価は，院内研修を受けた者が行うこと．医師，薬剤師，理学療法士等が一部の項目の評価を行う場合も院内研修を受けること.

6. 評価の判断

評価の判断は，アセスメント共通事項及びB項目の選択肢の判断基準等に従って実施すること．独自に定めた判断基準により評価してはならない．

A モニタリング及び処置等

1. 評価日において，各選択肢のコード一覧に掲載されているコードが入力されている場合を「あり」とする．

2. 輸血や血液製剤については，手術や麻酔中に用いた薬剤も評価の対象となる．また, EF統合ファイルにおけるデータ区分コードが30番台(注射)，50番(手術)の薬剤に限り，評価の対象となる．

3. 臨床試験で用いた薬剤は評価の対象となる．

B 患者の状況等

必要度Iにおける記載内容を参照のこと．

日常生活機能評価票

< 2024（令和 6）年 3 月 5 日　保医発 0305 第 5 号>別紙 21

	選択肢（配点）		
	0点	1点	2点
床上安静の指示	なし	あり	
どちらかの手を胸元まで持ち上げられる	できる	できない	
寝返り	できる	何かにつかまればできる	できない
起き上がり	できる	できない	
座位保持	できる	支えがあればできる	できない
移乗	介助なし	一部介助	全介助
移動方法	介助を要しない移動	介助を要する移動（搬送を含む）	
口腔清潔	介助なし	介助あり	
食事摂取	介助なし	一部介助	全介助
衣服の着脱	介助なし	一部介助	全介助
他者への意思の伝達	できる	できる時とできない時がある	できない
診療・療養上の指示が通じる	はい	いいえ	
危険行動	ない	ある	
	点		

※　得点：０～１９点
※　得点が低いほど，生活自立度が高い．

日常生活機能評価票 評価の手引き

1．評価の対象は，回復期リハビリテーション病棟入院料を届け出ている病棟に入院している患者とし，日常生活機能評価について，入院時と退院時又は転院時に評価を行うこと．ただし，産科患者，15 歳未満の小児患者，短期滞在手術等基本料を算定する患者，基本診療料の施設基準等の別表第二の二十三に該当する患者（基本診療料の施設基準等第十の三に係る要件以外の短期滞在手術等基本料３に係る要件を満たす場合に限る．）は評価の対象としない．

2．評価対象時間は，０時から 24 時の 24 時間であり，重複や空白時間を生じさせないこと．

3．評価は，院内研修を受けた者が行うこと．院内研修の指導者は，関係機関あるいは評価に習熟した者が行う指導者研修を概ね２年以内に受けていることが望ましい．

4．評価の判断は，項目ごとの選択肢の判断基準等に従って実施すること．独自に定めた判断基準により評価してはならない．

5．評価は，観察と記録に基づいて行い，推測は行わないこと．

6．義手・義足・コルセット等の装具を使用している場合には，装具を装着した後の状態に基づいて評価を行う．

7．評価時間帯のうちに状態が変わった場合には，自立度の低い方の状態をもとに評価を行うこと．

8．医師の指示によって，当該動作が制限されていることが明確である場合には，「できない」又は「全介助」とする．この場合，医師の指示に係る記録があること．

9．当該動作が制限されていない場合には，可能であれば動作を促し，観察した結果を評価すること．動作の確認をしなかった場合には，通常，介助が必要な状態であっても「できる」又は「介助なし」とする．

10．ただし，動作が禁止されているにもかかわらず，患者が無断で当該動作を行ってしまった場合には「できる」又は「介助なし」とする．

11．日常生活機能評価に係る患者の状態については，看護職員，理学療法士等によって記録されていること．

B-1 床上安静の指示

【定義】

医師の指示書やクリニカルパス等に，床上安静の指示が記録されているかどうかを評価する項目である．『床上安静の指示』は，ベッドから離れることが許可されていないことである．

評価の選択肢　なし **0点**　あり **1点**

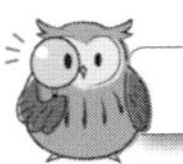

判断基準

- **「なし」** 床上安静の指示がない場合をいう．
- **「あり」** 床上安静の指示がある場合をいう．

留意点

床上安静の指示は，記録上「床上安静」という語句が使用されていなくても，「ベッド上フリー」，「ベッド上ヘッドアップ30度まで可」等，ベッドから離れることが許可されていないことを意味する語句が指示内容として記録されていれば『床上安静の指示』とみなす．

一方，「ベッド上安静，ただしポータブルトイレのみ可」等，日常生活上，部分的にでもベッドから離れることが許可されている指示は「床上安静の指示」とみなさない．

「床上安静の指示」の患者でも，車椅子，ストレッチャー等で検査，治療，リハビリテーション等に出棟する場合があるが，日常生活上は「床上安静の指示」であるため「あり」とする．

B-2 どちらかの手を胸元まで持ち上げられる

【定義】

『どちらかの手を胸元まで持ち上げられる』は，患者自身で自分の手を胸元まで持っていくことができるかどうかを評価する項目である．

ここでいう「胸元」とは，首の下くらいまでと定め，「手」とは手関節から先と定める．座位，臥位等の体位は問わない．

評価の選択肢　できる **0点**　できない **1点**

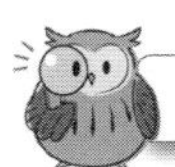

判断基準

- **「できる」** いずれか一方の手を介助なしに胸元まで持ち上げられる場合をいう．座位ではできなくても，臥位ではできる場合は，「できる」とする．
- **「できない」** 評価時間帯を通して，介助なしにはいずれか一方の手も胸元まで持ち上げられない場合，あるいは関節可動域が制限されているために介助しても持ち上げられない場合をいう．

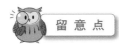

関節拘縮により，もともと胸元に手がある場合や，不随意運動等により手が偶然胸元まで上がったことが観察された場合は，それらを自ら動かせないことから「できない」と判断する．上肢の安静・ギプス固定等の制限があり，自ら動かない，動かすことができない場合は「できない」とする．評価時間内にどちらかの手を胸元まで持ち上げる行為が観察できなかった場合は，この行為を促して観察する．

B-3 寝返り

【定義】

寝返りが自分でできるかどうか，あるいはベッド柵，ひも，バー，サイドレール等の何かにつかまればできるかどうかを評価する項目である．

ここでいう『寝返り』とは，仰臥位から（左右どちらかの）側臥位になる動作である．

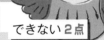

評価の選択肢	できる 0点	何かにつかまればできる 1点	できない 2点

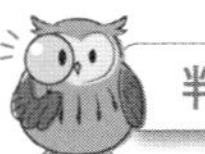

判断基準

- **「できる」** 何にもつかまらず，寝返り（片側だけでよい）が1人でできる場合をいう．
- **「何かにつかまればできる」** ベッド柵，ひも，バー，サイドレール等の何かにつかまれば1人で寝返りができる場合をいう．
- **「できない」** 介助なしでは1人で寝返りができない等，寝返りに何らかの介助が必要な場合をいう．

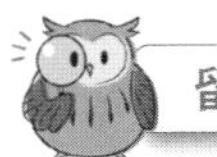

留意点

「何かにつかまればできる」状態とは，看護職員等が事前に環境を整えておくことによって患者自身が1人で寝返りができる状態であり，寝返りの際に，ベッド柵に患者の手をつかまらせる等の介助を看護職員等が行っている場合は「できない」となる．

B-4 起き上がり

【定義】

起き上がりが自分でできるかどうか，あるいはベッド柵，ひも，バー，サイドレール等，何かにつかまればできるかどうかを評価する項目である．

ここでいう『起き上がり』とは，寝た状態（仰臥位）から上半身を起こす動作である．

評価の選択肢　できる **0点**　できない **1点**

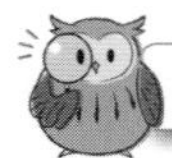

判断基準

- **「できる」**　1人で起き上がることができる場合をいう．ベッド柵，ひも，バー，サイドレール等につかまれば起き上がることが可能な場合も含まれる．また，電動ベッドを自分で操作して起き上がれる場合も「できる」となる．
- **「できない」**　介助なしでは1人で起き上がることができない等，起き上がりに何らかの介助が必要な場合をいう．途中まで自分でできても最後の部分に介助が必要である場合も含まれる．

留意点

自力で起き上がるための補助具の準備，環境整備等は，介助に含まれない．

起き上がる動作に時間がかかっても補助具等，を使って自力で起き上がることができれば「できる」となる．

B-5 座位保持

【定義】

座位の状態を保持できるかどうかを評価する項目である．ここでいう『座位保持』とは，上半身を起こして座位の状態を保持することである．

「支え」とは，椅子・車椅子・ベッド等の背もたれ，患者自身の手による支持，あるいは他の座位保持装置等をいう．

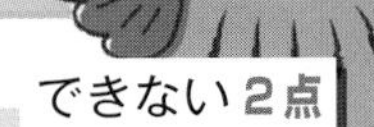

評価の選択肢	できる **0点**	支えがあれば できる **1点**	できない **2点**

判断基準

- **「できる」** 支えなしで座位が保持できる場合をいう．
- **「支えがあればできる」** 支えがあれば座位が保持できる場合をいう．ベッド，車椅子等を背もたれとして座位を保持している場合「支えがあればできる」となる．
- **「できない」** 支えがあったり，ベルト等で固定しても座位が保持できない場合をいう．

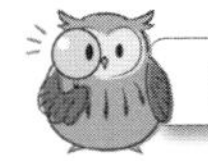

留 意 点

寝た状態（仰臥位）から座位に至るまでの介助の有無は関係ない．さらに，尖足・亀背等の身体の状況にかかわらず，「座位がとれるか」についてのみ判断する．

ベッド等の背もたれによる「支え」は，背あげ角度がおよそ60 度以上を目安とする．

B-6 移乗

【定義】

移乗時の介助の状況を評価する項目である.

ここでいう『移乗』とは,「ベッドから車椅子へ」,「ベッドからストレッチャーへ」,「車椅子からポータブルトイレへ」等, 乗り移ることである.

評価の選択肢　介助なし **0点**　一部介助 **1点**　全介助 **2点**

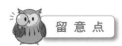

判断基準

- **「介助なし」** 介助なしで移乗できる場合をいう. 這って動いても, 移乗が1人でできる場合も含む.
- **「一部介助」** 患者の心身の状態等の理由から, 事故等がないように見守る場合, あるいは1人では移乗ができないため他者が手を添える, 体幹を支える等の一部介助が行われている場合をいう.
- **「全介助」** 1人では移乗が全くできないために, 他者が抱える, 運ぶ等の全面的に介助が行われている場合をいう.

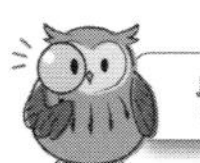

留 意 点

患者が1人では動けず, スライド式の移乗用補助具を使用する場合は「全介助」となる.

車椅子等への移乗の際に, 立つ, 向きを変える, 数歩動く等に対して, 患者自身も行い (力が出せており), 看護職員等が介助を行っている場合は「一部介助」となる.

医師の指示により, 自力での移乗を制限されていた場合は「全介助」とする.

移乗が制限されていないにもかかわらず, 看護職員等が移乗を行わなかった場合は「介助なし」とする.

B-7 移動方法

【定義】

『移動方法』は，ある場所から別の場所へ移る場合の方法を評価する項目である．

評価の選択肢　介助を要しない移動 0点　介助を要する移動 1点

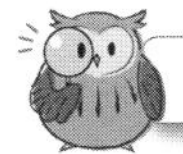

判断基準

- **「介助を要しない移動」**　杖や歩行器等を使用せずに自力で歩行する場合，あるいは，杖，手すり，歩行器等につかまって歩行する場合をいう．また，車椅子を自力で操作して，自力で移動する場合も含む．
- **「介助を要する移動（搬送を含む）」**　搬送（車椅子，ストレッチャー等）を含み，介助によって移動する場合をいう．

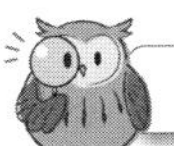

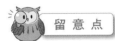

留意点

この項目は，患者の能力を評価するのではなく，移動方法を選択するものであるため，本人が疲れているからと，自力走行を拒否し，車椅子介助で移動した場合は「介助を要する移動」とする．

B-8 口腔清潔

【定義】

口腔内を清潔にするための一連の行為が１人でできるかどうか，あるいは看護職員等が見守りや介助を行っているかどうかを評価する項目である．

一連の行為とは，歯ブラシやうがい用の水等を用意する，歯磨き粉を歯ブラシにつける等の準備，歯磨き中の見守りや指示，磨き残しの確認等も含む．

口腔清潔に際して，車椅子に移乗する，洗面所まで移動する等の行為は，口腔清潔に関する一連の行為には含まれない．

評価の選択肢　介助なし **0点**　介助あり **1点**

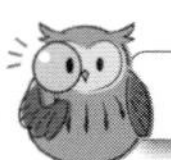

判断基準

- **「介助なし」** 口腔清潔に関する一連の行為すべてが１人でできる場合をいう．
- **「介助あり」** 口腔清潔に関する一連の行為のうち部分的，あるいはすべてに介助が行われている場合をいう．患者の心身の状態等の理由から見守りや指示が必要な場合も含まれる．

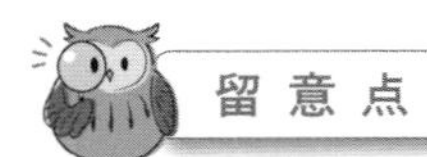

口腔内の清潔には『歯磨き，うがい，，口腔内清拭，舌のケア等の介助から義歯の手入れ，挿管中の吸引による口腔洗浄，ポピドンヨード剤等の薬剤による洗浄』も含まれる．舌や口腔内の硼砂グリセリンの塗布，口腔内吸引のみは口腔内清潔に含まない．

また，歯がない場合は，うがいや義歯の清潔等，口腔内の清潔に関する類似の行為が行われているかどうかに基づいて判断する．

ただし，口腔清潔が制限されていないにもかかわらず，看護職員等による口腔清潔がされなかった場合は，「介助なし」とする．

B-9 食事摂取

【定義】

食事介助の状況を評価する項目である.

ここでいう食事摂取とは，経口栄養，経管栄養を含み，朝食，昼食，夕食，補食等，個々の食事単位で評価を行う．中心静脈栄養は含まれない.

食事摂取の介助は，患者が食事を摂るための介助，患者に応じた食事環境を整える食卓上の介助をいう．厨房での調理，配膳，後片付け，食べこぼしの掃除，車椅子への移乗の介助，エプロンをかける等は含まれない.

評価の選択肢	介助なし 0点	一部介助 1点	全介助 2点

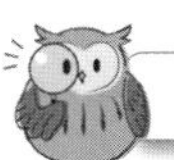

判断基準

- **「介助なし」** 介助・見守りなしに1人で食事が摂取できる場合をいう．また，箸やスプーンのほかに，自助具等を使用する場合も含まれる．食止めや絶食となっている場合は，食事の動作を制限しているとはいえず，介助は発生しないため「介助なし」とする.
- **「一部介助」** 必要に応じて，食事摂取の行為の一部を介助する場合をいう．また，食卓で食べやすいように配慮する行為（小さく切る，ほぐす，皮をむく，魚の骨をとる，蓋をはずす等）が行われている場合をいう．患者の心身の状態等かの理由から見守りや指示が必要な場合も含まれる.
- **「全介助」** 1人では全く食べることができず全面的に介助されている場合をいい，食事開始から終了までにすべてに介助を要した場合は「全介助」とする.

留 意 点

食事の種類は問わず，一般（普通）食，プリン等の経口訓練食，水分補給食，経管栄養すべてをさし，摂取量は問わない．経管栄養の評価も，全面的に看護職員等が行っている場合は「全介助」となり，患者が自立して1人で行った場合は「介助なし」となる．ただし，経口栄養と経管栄養のいずれも行っている場合は，「自立度の低い方」で評価する.

家族が行った行為，食欲の観察は含めない．また，看護職員等が行う，パンの袋切り，食事の温め，果物の皮むき，卵の殻むき等は「一部介助」とする.

セッティングしても患者が食事摂取を拒否した場合は「介助なし」とする.

B-10 衣服の着脱

【定義】

衣服の着脱を看護職員等が介助する状況を評価する項目である．衣服とは，患者が日常生活上必要とし着用しているものをいう．パジャマの上衣，ズボン，寝衣，パンツ，オムツ等を含む．

評価の選択肢	介助なし 0点	一部介助 1点	全介助 2点

判断基準

- **「介助なし」** 介助なしに1人で衣服を着たり脱いだりしている場合をいう．また，当日，衣服の着脱の介助が発生しなかった場合をいう．自助具等を使って行っている場合も含む．
- **「一部介助」** 衣服の着脱に一部介助が行われている場合をいう．例えば，途中までは自分で行っているが最後に看護職員等が，ズボン・パンツ等を上げている場合等は，「一部介助」に含む．看護職員等が手を出して介助はしていないが，患者の心身の状態等の理由から，転倒の防止等のために，見守りや指示が行われている場合等も「一部介助」とする．
- **「全介助」** 衣服の着脱の行為すべてに介助が行われている場合をいう．患者自身が，介助を容易にするために腕を上げる，足を上げる，腰を上げる等の行為を行っても，着脱行為そのものを患者が行わず，看護職員等がすべて介助した場合も「全介助」とする．

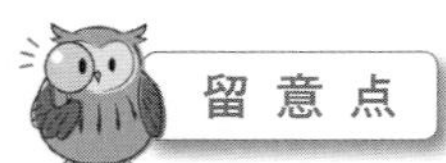

留意点

衣類の着脱に要する時間の長さは判断には関係しない．

通常は自分で衣服の着脱をしているが，点滴が入っているために介助を要している場合は，その介助の状況で評価する．

靴や帽子は，衣服の着脱の評価に含めない．

B-11 他者への意思の伝達

【定義】

患者が他者に何らかの意思伝達ができるかどうかを評価する項目である.

背景疾患や伝達できる内容は問わない.

評価の選択肢　できる 0点　できる時とできない時がある 1点　できない 2点

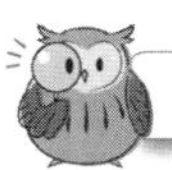

判断基準

- **「できる」** 常時，誰にでも確実に意思の伝達をしている状況をいう．筆談，ジェスチャー等で意思伝達が図れる時は「できる」と判断する．
- **「できる時とできない時がある」** 患者が家族等の他者に対して意思の伝達ができるが，その内容や状況等によって，できる時とできない時がある場合をいう．例えば，家族には通じるが，看護職員等に通じない場合は，「できる時とできない時がある」とする．
- **「できない」** どのような手段を用いても，意思の伝達ができない場合をいう．また，重度の認知症や意識障害によって，自発的な意思の伝達ができない，あるいは，意思の伝達ができるか否かを判断できない場合等も含む．

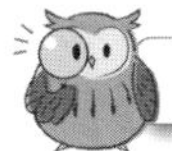

留意点

背景疾患や伝達できる内容は問わない.

B-12 診療・療養上の指示が通じる

【定義】

指示内容や背景疾患は問わず，診療・療養上の指示に対して，指示通りに実行できるかどうかを評価する項目である．

評価の選択肢	はい 0点	いいえ 1点

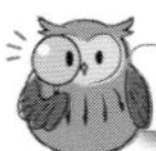

判断基準

- **「はい」** 診療・療養上の指示に対して，指示通りの行動が常に行われている場合をいう．
- **「いいえ」** 診療・療養上の指示に対して，指示通りでない行動が1回でもみられた場合をいう．

留 意 点

精神科領域，意識障害等の有無等，背景疾患は問わない．指示の内容は問わないが，あくまでも診療・療養上で必要な指示であり，評価日当日の指示であること，及びその指示が適切に行われた状態で評価することを前提とする．

医師や看護職員等の話を理解したように見えても，意識障害等により指示を理解できない場合や自分なりの解釈を行い結果的に，診察・療養上の指示から外れた行動をした場合は「いいえ」とする．

B-13 危険行動

【定義】

患者の危険行動の有無を評価する項目である.

ここでいう「危険行動」は,「治療・検査中のチューブ類・点滴ルート等の自己抜去, 転倒・転落, 自傷行為」の発生又は「そのまま放置すれば危険行動に至ると判断する行動」を過去1週間以内の評価対象期間に看護職員等が確認した場合をいう.

評価の選択肢	ない 0点	ある 1点

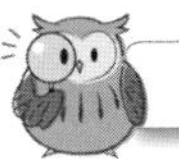

判断基準

- **「ない」** 過去1週間以内に危険行動がなかった場合をいう.
- **「ある」** 過去1週間以内に危険行動があった場合をいう.

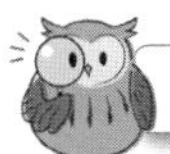

留 意 点

危険行動の評価にあたっては, 適時のアセスメントと適切な対応, 並びに日々の危険行動への対策を前提としている. この項目は, その上で, なお発生が予測できなかった危険行動の事実とその対応の手間を評価する項目であり, 対策をもたない状況下で発生している危険行動を評価するものではない. 対策がもたれている状況下で発生した危険行動が確認でき, 評価当日にも当該対策がもたれている場合に評価の対象に含める.

認知症等の有無や, 日常生活動作能力の低下等の危険行動を起こす疾患・原因等の背景や, 行動の持続時間等の程度を判断の基準としない. なお, 病室での喫煙や大声を出す・暴力を振るう等の, いわゆる迷惑行為は, この項目での定義における「危険行動」には含めない.

他施設からの転院, 他病棟からの転棟の際は, 看護職員等が記載した記録物により評価対象期間内の「危険行動」が確認できる場合は, 評価の対象に含める.

一般病棟用の重症度，医療・看護必要度A・C項目に係るレセプト電算処理システム用コード一覧

厚生労働省ホームページ

ホーム ＞ 政策について ＞ 分野別の政策一覧 ＞ 健康・医療 ＞ 医療保険 ＞ 診療報酬関連情報＞ **令和６年度診療報酬改定**

【省令・告示】（それらに関連する通知・事務連絡を含む.）

	3	「診療報酬における加算等の算定対象となる後発医薬品」等について（通知）	令和６年３月５日 保発 0305 第２号	PDF[1.6MB]
(3)	1	基本診療料の施設基準等の一部を改正する告示	令和６年 厚生労働省告示第 58 号	PDF[1.6MB]
	2	基本診療料の施設基準等及びその届出に関する手続きの取扱いについて（通知）	令和６年３月５日 保医発 0305 第５号 コード一覧 →	PDF[14.3MB] 別紙７（別表１） Excel[114KB] 別紙７（別表２） Excel[120KB] 別紙 17（別表１） Excel[26KB] 別紙 18（別表１） Excel[28KB] 別紙 18（別表２） Excel[91KB]
	3	令和６年度診療報酬改定に係る施設基準届出チェックリストの送付について（事務連絡）	令和６年３月 25 日 事務連絡	PDF[1.1MB]

おわりに

本書は，2024年の診療報酬改定の内容を踏まえ，2022年度に発行した「必携　入門看護必要度」を大幅に改定したものです．前書では，看護師の方だけでなく，他の専門職の方や病院外の地域の訪問看護師の方々や介護に携わる多くの方々にも手に取って頂きました．深く感謝しております．

本書で扱った看護必要度の評価にあたっては，正確な評価を担保するため病院内での院内研修の実施が義務付けられています．このことから，本書は主に看護必要度を学ぶ初学者の方を対象として，看護必要度の基本的な考え方と評価方法をわかりやすく説明しました．

今回の看護必要度の関わる診療報酬改定内容は，前回改定よりも多岐にわたり，全体像を理解することが難しくなっていますので，本書では改定された内容をわかりやすく図表としてまとめ，その説明を追加しました．

また，2024年度の診療報酬改定は，介護や障害サービスとの同時改定で，介護や障害福祉分野との強い連携が求められていることが特徴です．これからの医療は，病院だけでは完結できず，地域における介護や福祉機関との連携が強く求められます．これは，病院が地域の関係機関と「ケアの連続体」を構築し，患者へのケアを連続させる機能を持たなければならなくなったことを意味しています．

したがって，今後は看護必要度の理解を病院内だけでなく，地域の医療や介護の関係者に広げていくことが求められています．このため，本書「必携　入門看護必要度　2024年度診療報酬改定対応」では，看護必要度を初めて学ぶ方や，病院内で看護必要度の研修を企画する方々だけでなく，地域で看護や介護サービスに係る訪問看護師，ホームヘルパーの皆さんをはじめとする多くの職種の方々を対象と考え，作成しました．

ケアの連続体で働く多くの医療，介護，福祉の関係者の方々が看護必要度の評価の考え方，日々の実践，マネジメントへの活用に必要となる基礎的な知識を体系的に身につけることができるよう，前書を改定し，さらに具体的な事例や，QR コードを用いた映像なども組み込みました．

また，看護必要度は，2 年ごとに診療報酬改定によって定義や項目等の変更がありますが，本書は，初学者でない方が改定内容を理解する際にも利用できるように，今回の改定に基づく新たな定義の説明を追加し，これまでに看護必要度の院内指導者研修を受講された多くの方からの意見を参考に，本を読むだけでなく，この中にビデオ教材を組み込むことで，現場でより実際的に看護必要度の評価の方法を基礎から学ぶことができるような工夫をしました．

特に強調すべき点は，いつでも本書を見直すことができるように携帯可能なサイズであることです．サイズだけでなく，この本書の作成にあたっては，全国で研修を受けられた数万人の受講生の方々から，貴重なご意見をいただき，これを参考にさせていただいております．

これにより，医療だけでなく，地域で介護や福祉サービスに携わる多くの方々にも容易に理解できるものとなっています．本書が，今後の医療の姿となる「ケアの連続体」で看護必要度の利活用を推進できることを期待しています．

本書の作成にあたっては，2024 年の診療報酬改定の内容に関し，詳細にわたって「看護必要度」の e ラーニングシステム（看護 Wise Clipper）を運営する株式会社千早ティー・スリーの川村香織氏，福本亜紀氏ならびに谷口仁志氏にきわめて貴重な助言をいただきました．

また本書に使用した図表や文献等の整理，修正に際しては，一般社団法人ソーシャルイノベーション＆マネジメントラボの遠竹徳子氏，国立保健医療科学院の大夛賀政昭氏からの支援を受けました．

京都民医連中央病院の坂田薫氏，医療法人鴻池会法人本部の河田津也氏，神戸女子大学の西井穂氏，香川大学医学部附属病院の小早川正樹氏，株式会社デザインケアみんなのかかりつけ訪問看護ステーション神戸の松原健治氏には，専門的な視点から指摘を頂き，ケアの連続体などの新たな概念を示す図案化にあたっても具体的にご教示を頂きました．

さらに，学習の習熟度を高めるためのビデオ素材については，ヴェクソンインターナショナル株式会社代表取締役兼久隆史氏からの協力を得ました．

「必携 入門看護必要度」の表紙は，株式会社空想街ファクトリーの西村典子氏制作の「理科室に眠る実験道具の街」を使用させていただきました．この場を借りて，ご協力いただいたすべての皆様に心より御礼，申し上げます．

最後に，出版に際しての細かな校正作業等に関して，株式会社カイ書林代表取締役社長の尾島茂氏，尾島改氏にお願いしました．膨大な原稿を丁寧に見ていただき，深く感謝，申し上げる次第です．

2024 年 4 月

筒井　孝子

索 引

数字

A

B

C

H

I

Q

い

お

か

き

く

け

こ

さ

し

せ

そ

た

ち

と

な

に

ね

は

ひ

へ

ほ

も

や

ゆ

よ

り

れ

必携 入門看護必要度 2024 年度診療報酬改定対応

2024 年 5 月 8 日　第 1 版第 1 刷 ©

著　　者　筒井　孝子
発 行 人　尾島　茂
発 行 所　株式会社　カイ書林
〒 330-0033　埼玉県さいたま市見沼区御蔵 1444-1
電話　048-797-8782　FAX　048-797-8942
E メール　generalist@kai-shorin.co.jp
HP アドレス　http://kai-shorin.co.jp
ISBN　978-4-904865-70-5　C3047
定価は裏表紙に表示
印刷製本　小宮山印刷工業株式会社